KB124405

염증 해방

병 없이 오래 사는 사람들의 비밀

염증해방

정세연 지음

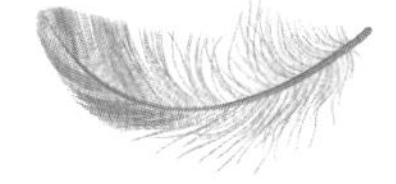

다산 라이프

차례

1부

염증 해방

모든 병은 염증으로부터 시작된다

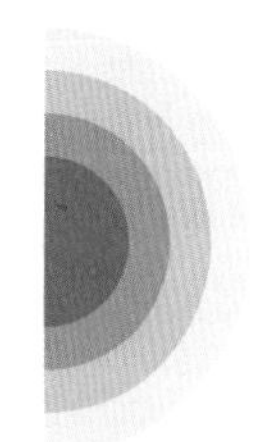

2부

염증 식치

내 몸을 살리는 음식 처방전

10장 | 말초의 염증 | 팔·다리의 만성염증

11장 체질별 만성염증 다스리기

프롤로그

오래전 일입니다. 학창 시절, 해외 근무지로 발령을 받은 아버지를 따라 온 가족이 오스트리아 빈으로 떠나게 되었습니다. 그곳에서 전 미국 학교를 다니며 밥과 된장국보다 마카로니앤드치즈, 초콜릿케이크, 피자를 주식으로 먹는 날이 더 많아졌습니다. 물 대신 시원한 오렌지주스와 콜라를 찾는 일도 흔해졌지요.

갑작스러운 환경 변화로 음식이 바뀌고 생활이 흐트러지자 기다렸다는 듯 제 몸 구석구석에는 변화가 찾아왔습니다. 몸무게가 10kg이나 늘었고, 발목이 퉁퉁 부었으며, 아침마다 피곤해서 눈뜨기가 힘들었고, 눈에는 다래끼가 자주 나 외출하기가 부끄러울 정도였습니다. 체기가 있는 듯 늘 배가 아파서 소화제를 자주 먹었고, 감기에 걸리면 낫지 않는 상태가 수개월 지속되었습니다. 생기로 가득 차야 할 나이에 전 다래끼, 위염, 식도염,

지방간 등 온갖 염증으로 골골대고 있었지요.

그러다가 결국 사건이 터졌습니다. 당시 감기 때문에 한 달 내내 기침을 하고 있었는데, 급기야 갈비뼈가 부러지는 듯한 통증이 찾아왔습니다. 이 통증은 시간이 지나도 사라지지 않았습니다. '진짜 갈비뼈가 부러진 거 아니야?' 즉시 빈에 위치한 대학병원에 가 엑스레이를 찍어보았습니다. 다행히 실제로 갈비뼈가 부러진 건 아니었고, 오래 앓던 감기가 폐렴으로 진행되었다는 진단을 받았습니다.

금발에 파란 눈을 한 의사 선생님은 제게 약을 처방해 주었는데, 처방전을 보고 깜짝 놀랐습니다. 처방전에는 '카모마일차'라고 적혀 있었거든요. 폐렴 정도는 항생제가 없어도 나을 수 있다고 생각한 걸까요? 아무튼 저는 선생님의 지시대로 카모마일차를 따뜻하게 우려 수시로 마셨고, 아침저녁으로는 카모마일차에서 나오는 김을 코로 깊게 들이마시는 훈증 요법도 실시했습니다. 건강을 위해 인스턴트와 디저트를 멀리했고 의식적으로 좋은 음식을 찾기 시작했습니다. 그리고 단, 일주일 만에 기침이 멎었습니다.

이런 과정을 겪고 난 뒤 깨달았습니다. 사람에게 '음식'이 얼마나 큰 영향을 주는지 말이지요. 단순히 맛있는 음식이 주는 행

복감만으로는 건강한 삶을 유지할 수 없다는 것을요. 어떤 음식은 사람을 살리지만 때로는 죽일 수도 있다는 것, 건강을 잃고 난 뒤에야 깨달았습니다. 만약 저를 괴롭게 했던 통증이 아니었다면, 저는 아마 좀 더 오래 안 좋은 음식들에 둘러싸여 있었을 겁니다.

그 후로 저는 제대로 된 음식을 먹기 시작했습니다. 사실 특별한 건 아니었고, 어머니가 해주신 음식 위주로 규칙적인 식사를 한 것이 전부였습니다. 아, 달콤한 과자와 소시지, 음료수, 가공식품은 되도록 줄였고요.

그렇게 3개월가량을 보내고 나니 어느덧 제 몸에 박혀 있던 염증들이 자취를 감추기 시작했습니다. 다래끼는 더 이상 나지 않았고, 밥 먹고 소화제를 찾는 일도 없어졌습니다. 내친김에 운동도 시작했습니다. 집에서 20분 거리에 있는 실내 수영장에서 수영을 하고, 그곳을 오가며 40분씩 걷게 되었습니다.

다시금 3개월이 지나자 5kg이 빠지고 발목이 제 둘레를 찾았습니다. 더 이상 붓거나 아프지 않았어요. 제 몸은 조금씩 살아나기 시작했습니다. 통증과 어딘가 모를 불편 때문에 찡그렸던 얼굴이 피고 있었습니다. 염증에 물든 몸에서 생기가 깃든 몸으로 변화하는 과정이었습니다.

지금 저는 '식치食治하는 한의사'로서 과거의 제가 그랬듯, 모르는 사이 스스로를 만성염증 가득한 환경으로 밀어 넣는 환자들을 만나 치료하고 있습니다. 우리 몸의 염증은 관절염뿐만 아니라 당뇨, 암, 치매, 비만, 알레르기, 자가면역질환 등 다양한 모습으로 나타납니다. 살이 찌는 것도 염증이냐고 놀라시는 분들이 있는데, 맞습니다. 비만도 염증 메커니즘에 의해 발생하는 것이거든요. 이렇게 쌓인 내장지방은 더 큰 염증을 일으킵니다. 이 무한 악순환의 고리로 빠져들게 되면 만성염증에서 헤어 나올 수 없습니다.

앞서 제 소개를 하며 그냥 한의사가 아닌 '식치食治하는' 한의사라고 했는데요. 조금 생소하시죠? 저는 우리가 평소에 즐겨 먹는 채소, 버섯, 과일, 곡류, 허브들을 약재로 삼아 음식(식食)으로 치료(치治)하며 환자들의 질병을 마주하고 있습니다.

모든 질병의 시작은 '염증'입니다. 그중에서도 우리를 오래 괴롭히고 못살게 구는 건 '만성염증'입니다. 급성염증은 약성이 강한 약으로 치료하면 빨리 나을 수 있는데, 만성염증을 없애려면 긴 시간이 필요하기 때문에 강한 약을 쓰기에는 어려움이 있습니다. 그래서 전 대안으로 약성이 분명하되 성질이 부드러운 음식을 처방해 식치하고 있습니다.

우리는 모두 다 다른 체질로 태어났습니다. 오장육부의 강약이 달라 강한 부분이 있으면 약한 부분도 존재합니다. 대개는 자신의 약한 부분에서 염증이 만성적으로 발현되기 마련입니다. 호흡기가 약하면 만성비염을 앓게 될 수 있고, 장이 약하면 장염으로 오래 고생하거나, 방광이 약하면 만성방광염에 시달리게 될 것이고요.

문제의 원인을 찾고 개선하는 과정에서 몸과 마음의 균형을 하나씩 맞춰나갈 때 저는 큰 보람을 느낍니다. 식치하는 과정 동안 몸이 회복되면서 환자 스스로 건강에 대한 깨달음을 얻을 때 저는 희열을 느낍니다. 실제로 처음 진료실을 찾아왔을 때 고통으로 얼룩진 환자들의 얼굴이 식치를 통해 환한 빛을 찾고 만성염증으로부터 해방되었음을 알릴 때 이 직업을 선택하길 정말 잘했다는 생각이 듭니다.

최근에는 검색만 하면 수십, 수만 가지의 염증 자가 치료 방법들이 쏟아집니다. 그러다 보니 잘못된 정보들이 어느새 진짜가 되어 아픈 사람들을 유혹하고 지갑을 열게 하는 경우를 많이 봤습니다. 정보의 홍수 속에서 내게 맞는 정보를 가려내지 못하면 문제는 실타래처럼 점점 더 복잡해질 수밖에 없습니다. 만성염증은 또 다른 만성염증을 낳습니다.

만성염증을 얕잡아 보지 마세요. 만성염증은 모든 질환의 씨앗이 되기 때문입니다. 병원 치료와 함께 반드시 일상에서의 꾸준한 관리가 필요합니다. 그런데 당장 병원 치료가 어려운 분들도 있고, 잘못된 방법으로 관리해서 병을 더 키우는 분들이 많은 것을 보고 놀랐습니다. 그리고 이것이 곧 한의학적인 지식과 제 식치 경험을 바탕으로 책을 집필하게 된 계기가 되었지요. 대국민 염증 해방 프로젝트의 필요성을 절감하고 있습니다.

이 책은 염증에 대해 아는 것에서부터 시작합니다. 1부에서는 염증이란 무엇이고, 현대인이 만성염증을 달고 살게 된 원인은 어디에 있는지 파악합니다. 그리고 생활 속에서 무엇부터 바꿔야 하는지, 체질에 따라 맞춤으로 어떻게 관리해야 하는지를 알려드립니다. 그리고 2부에서는 인체를 크게 상/중/하, 팔/다리 부분으로 나눠 부위별로 잘 생기는 만성염증을 알아보고, 이에 보편적으로 도움이 되는 식치 방법과 레시피를 소개합니다. 『염증 해방』 한 권이면 여러분은 염증 전문가로서 발돋움하실 수 있으리라 믿습니다.

이 책을 쓰는 동안 저를 응원해 주시는 분들이 좋은 의견을 많이 들려주셨습니다. 책을 낼 수 있도록 기회를 주신 다산북스 팀에게 감사드립니다. 저의 병원 식구들, 환자분들 또 저의 사랑

하는 가족들이 있었기에 길고 편안한 호흡으로 책을 마무리할 수 있었습니다.

부디 만성염증으로 고생하는 많은 분들께 이 책이 도움 되었으면 합니다.

2022년 가을

정세연

100세 시대를 살아가는 데 가장 위협이 되는 질병 다섯 가지를 꼽으라면
암, 심장질환, 당뇨, 관절염 그리고 치매를 말할 수 있습니다.
이들 질병에는 한 가지 공통점이 있습니다.
모두 '만성염증'과 관련이 있다는 것이지요.
평소 불필요한 염증이 생기지 않게 좋은 습관을 들이거나,
발생한 염증이 오래가지 않도록 관리만 잘해도
여러 질환을 두루두루 예방할 수 있습니다.
염증은 원래 우리 몸이 상처를 치유하기 위한 복구 과정입니다.
하지만 염증이 자꾸 반복되어 만성이 되어버리면,
그 과정에서 DNA가 손상되고 이로 인해 세포가 무한 증식해
암과 같은 대형 질환이 발생할 수밖에 없습니다.
지금도 우리 몸속에서는 각종 독소, 스트레스, 잘못된 식습관 등으로 생긴
크고 작은 염증 반응들이 계속되고 있습니다.

1부

염증 해방

모든 병은 염증으로부터 시작된다

1장

염증의 비밀

염증

“염증 때문에 그렇습니다”

“염증이 조금 있네요.”

“염증 때문에 그렇습니다.”

여러분이 병원에 갔을 때 가장 자주 듣는 말 아닌가요? 바꿔 말하면 수많은 현대인이 겪고 있는 건강 문제의 핵심이 곧 ‘염증’이라는 것입니다. ‘염증’은 비염부터 식도염, 위염, 피부염, 관절염, 자가면역질환, 암 등 정말 다양한 모습으로 우리 몸에 나타나고 있기 때문에 염증으로부터 자유로운 사람은 거의 없다고 여겨질 정도입니다.

그렇다면 염증이 무엇인지 알고 이에 어떻게 대처해야 할지, 해결 방법은 있는지 한 번쯤 고민해 봐야 하지 않을까요? 내 몸에 닥친 위기를 잘 알고 다스릴 수 있어야 비로소 건강한 삶을 영위할 수 있게 될 테니까요.

염증의 어원을 살펴보면 동서양의 의미가 통한다는 것을 알 수 있습니다. 한자로는 '炎症'이라 하는데, 보시다시피 '염'이란 단어에 '불 화火' 자가 두 개나 들어 있습니다. 영어로는 'Inflammation'인데, 라틴어의 '불을 지르다Inflammare'라는 뜻의 단어에서 유래된 말입니다.

그러니까 '염증 때문에 그렇습니다'를 바꿔 말하면 '당신의 몸속 어딘가에 불이 나서 아픈 겁니다'라는 뜻이 됩니다. 증상을 살펴보면 실제로도 그렇습니다. 염증이 생긴 부위는 불이 난 것처럼 빨갛게 충혈되며 붓고, 아프고, 뜨겁게 달아오르기까지 합니다. 진단학에서 염증의 임상적 4대 징후로 꼽는 것이 바로 '발적, 붓기, 통증, 열감'입니다. 여기에 '기능저하'가 추가되기도 하고요.

수많은 사례 중에서 육안으로도 쉽게 확인할 수 있는 부위는 피부나 눈에 생기는 염증일 겁니다. 피부에 상처가 나는 경우나 면역 반응 이상으로 아토피 피부염 등이 발생하는 경우에는 피부가 빨개지고 부어오르면서 따갑고 아프지요. 만져보면 뜨끈뜨끈한 느낌도 날 겁니다. 염증이 발생한 것입니다.

눈에 결막염이 생기면 어떨까요. 충혈되고 붓거나, 심하면 진물이 나기도 합니다. 피부 표면뿐만 아니라 속이 쓰리고 아픈 증상 역시 몸속 염증이 생겼을 때 느껴지는 불편감 중 하나입니다. 가슴이 타는 듯한 통증 때문에 새벽에 잠을 깬다는 분들도 많습니다. 식도 점막에 빨갛게 염증이 있어 느껴지는 증상 중 하나지요.

피부염, 결막염, 식도염 등 불리는 이름은 다 다르지만 이들은 모두 '염증'입니다.

염증의
본질

염증은
질병이 아닙니다

염증의 원인을 찾기 전 우리는 염증의 본질에 관해 이해할 필요가 있습니다. 염증이 발생한다는 것은 본디 나쁜 현상이 아닙니다. 머릿속에 '염증=나쁘다'라고 입력되어 있다면 당장 지우시길 바랍니다. 바로 여기서부터 염증에 대한 오해가 시작되니까요.

몸속에 염증이라는 불이 나는 것은 전쟁이 일어났기 때문입니다. 우리 몸은 세균, 바이러스, 이물질 등 몸에 해로운 것으로부터 스스로를 지키기 위해 매일 크고 작은 전쟁을 치릅니다.

이를 의학 용어로 '면역 반응'이라고 합니다. 자신을 지키기 위한 과정에서 나타나는 반응이 염증인 셈입니다. 다시 말하면 염증은 질병이 아닙니다.

염증의 목적은 세포의 손상을 초기 단계에서 억제하고, 파괴된 조직 및 괴사된 세포를 제거하며, 동시에 조직을 재생하는 것입니다. 그 과정에서 붓고 아프기에 '나쁜 것'이라고 여길 수 있지만, 무조건 해로운 것은 아니며 건강을 지키기 위해 반드시 필요한 수단입니다. 그렇게 발생한 염증은 약을 먹지 않아도 시간이 지나면 자연스럽게 사라집니다. 몸을 지키기 위해 발생한 염증이 오래 이어진다면 정상세포에도 손상을 입히게 될 테니 우리 몸은 스스로 적당한 시점에 제동을 거는 겁니다.

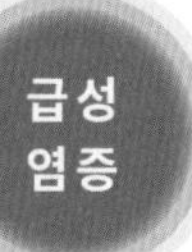

염증은
초기 기선 제압이 중요합니다

문제는 갑자기 불이 너무 크게 나버렸을 때 발생합니다. '급성염증'에서 많이 생기는 상황입니다. 몸속 전쟁은 감기보다는 독감 바이러스와 싸울 때 커지고, 코로나19 바이러스처럼 생전 처음 접하는 바이러스와 싸울 때도 크게 일어납니다. 몸속에 큰 불이 나면 침입자뿐만 아니라 내 몸의 연약한 조직을 손상시키고 장기 전체를 순식간에 망가뜨릴 수 있습니다.

예를 들어 호흡기에 염증세포가 폭풍처럼 휘몰아치는 '사이토카인 폭풍Cytokine storm(외부 바이러스에 대항하기 위해 면역이 과도하게 작용하여 정상 세포를 공격하는 현상)'이 발생하면 폐, 기관지 및 다른 장기까지도 순식간에 파괴될 수 있습니다.

최근 코로나19 바이러스가 일으킨 몸의 반응과 후유증을 떠올리면 이해가 빠를 것입니다. 이렇듯 염증이라는 불이 급성으로 너무 세게 발생할 경우, 그래서 스스로를 해치게 될 경우에는 소염제를 비롯해 치료에 필요한 약을 처방받아 염증성 손상을 최소화해야 합니다.

염증은 원래 단기간에 끝나도록 설계되어 있습니다. 제 역할을 다했다고 판단하는 시점에 면역계가 '염증 이제 그만!' 하고 염증을 차단하거든요. 그런데 불이 오래도록 진화되지 않거나, 자주 발생하거나, 엉뚱한 곳으로 옮겨 가는 경우가 있습니다. '만성염증'이지요. 적절한 스트레스는 숙면에 도움이 되지만 만성 스트레스는 삶의 질을 떨어뜨리는 것처럼, 염증은 생명을 보호하는 수단이지만 만성염증은 건강을 위협하는 무기가 됩니다.

어쩌다가 현대인은 만성염증으로 고통받게 되었을까요?

만성
염증

당신이 염증을 달고 사는 이유

어느 날 환자 한 분이 병원을 방문했습니다. "어디가 불편해서 오셨나요?" 여쭤보니 잠시 멈칫하다가 주머니에서 주섬주섬 쪽지를 꺼내 듭니다. 가끔 증상이 너무 복잡한 경우 이렇게 적어 오는 분들이 있습니다.

"제가 작년 내내 염증에 시달렸어요. 봄에는 생전 처음 비염이 생겨 너무 고생했고, 관절염 때문에 소염제도 오래 먹었어요. 그랬더니 설사를 계속 하는 거예요. 병원에 갔더니 장염이래서 약을 처방받아 먹었는데 잘 낫지도 않고 그거 때문에 살이 많이 빠졌어요. 약을 너무 오래 먹어서 그런지 속도 계속 안 좋아서 회사에 휴가를 내고 며칠 쉬기도 했거든요. 그때 좀 회복되나 싶더니 갑자기 어지러운 거예요. 또 병원에 갔더니 전정신경염인가? 귀에 염증이 왔다더라고요. 그래서 약을 또 먹고 있는데 이렇게 되니까 이제 우울증까지 생기는 것 같아요. 일 년 내내 병원만 다닌 것 같은데, 제가 면역력이 너무 떨어져서 그런 건가요?"

실제 진료실에서 만난 40대 초반 여성 환자의 사연입니다. 그녀가 이렇게 수많은 염증을 달고 사는 이유는 뭘까요? 이분과 마찬가지로 많은 분들이 자신의 병을 면역이 떨어졌기 때문이라고 짐작하는 경우가 많습니다. 그래서 어떻게 하면 면역력을 올릴 수 있는지를 고민하고, '면역력을 키우는 법', '면역력을 끌어올리는 법', '면역력을 증강하는 법'을 열심히 검색해 보지요. 영양제나 각종 건강식품을 챙겨 먹으며 어떻게든 면역력을 키우려고 노력합니다.

물론 스스로 몸을 챙기려는 태도는 매우 중요하지만, 한 가지 간과한 사실이 있습니다. 염증은 면역력이 부족해도 잘 생기지만 과해도 잘 생긴다는 사실입니다. 지금부터 그 차이를 설명해 보겠습니다.

면역력이 부족할 때

면역력이 떨어져 외부 바이러스나 세균에 대항하는 힘이 약해지면 감기, 대상포진, 노로바이러스 등에 쉽게 감염될 수 있습니다. 이로 인해 상기도(기도 중 상부에 해당하는 코, 인두, 목구멍, 후두 부위를 가리킴), 피부, 장 등에 염증 반응이 나타나지요.

사실 바이러스는 어디에나 존재하는데, 같은 환경에서 같은 공기를 마시고 같은 음식을 먹어도 남들보다 감염성 질환에 잘 걸리는 이유는 바로 면역력이 약하기 때문입니다. 이런 경우라면 면역을 담당하는 세포들의 수를 늘리고, 면역세포의 활동성을 증가시켜서 면역력을 키워야 각종 염증에서 자유로워질 수 있습니다.

면역력이 과할 때

반대로 면역력이 너무 항진, 즉 과해지면 어떻게 될까요? 두 가지 경우로 설명드리겠습니다.

첫 번째는 외부 침입자에 너무 과하게 반응한 나머지 면역 전쟁을 대규모로 일으키는 경우입니다. 급성염증 반응에서 간혹 나타나는데요. 코로나19 바이러스가 면역력이 약한 어르신

뿐 아니라 젊은 20~30대에게도 위험하다고 한 이유가 바로 여기에 있습니다.

바이러스가 우리 몸에 침투했을 때 면역이 너무 약해도 방어가 안 되겠지만, 면역이 쌩쌩한 데다 심지어 젊다면 처음 보는 바이러스에 '그래, 세게 한번 붙어보자' 하고 도전장을 내밀 수도 있습니다. 면역의 과도한 작용으로 면역물질인 사이토카인이 대량 방출되고, 이것이 폐와 정상조직까지 공격하는 대규모 염증 반응을 일으키게 되면 생명까지도 위협할 수 있습니다.

두 번째는 반응할 필요가 없는 것에도 면역이 과민하게 반응하는 경우입니다. 작은 먼지 입자나 꽃가루 등에 반응해서 콧물, 재채기로 발현되는, 괴로운 비염을 달고 사는 알레르기성 질환이 대표적이지요. 우리 몸을 한 나라에 비유한다면, 면역은 나라를 지키는 군인이라고 할 수 있습니다. 면역이 과하다는 것은 군인이 너무 많다는 뜻과 같습니다. 군인들의 감시가 과해지면 아군을 적군으로 여겨 정상세포를 공격하는 일도 생길 수 있습니다. 그리고 이런 상황이 해결되지 않으면 염증은 만성화됩니다.

이런 경우 무조건 면역력을 키우는 것은 답이 아니지요. 오히려 면역을 안정시켜야 비로소 지긋지긋한 만성염증으로부터 벗어날 수 있게 될 겁니다.

면역
균형

면역은
키우는 것이 아닙니다

지금까지의 내용을 정리해 보면 염증은 면역계가 우리 몸을 온전하게 보호하기 위해 활동하는 과정에서 생기는 반응으로, 염증이 자주 발생한다면 내 몸의 면역부터 살피고 다스려야 합니다. 그리고 이것은 면역력을 무조건 키워야 한다는 말이 아닙니다. 면역이 떨어져도 염증이 생기고 면역이 과해도 염증이 생기니, 중요한 건 결국 '면역의 균형'을 맞추는 일입니다.

영양이 부족했던 과거에는 면역세포가 잘 만들어지지 않아 면역력 저하로 발생한 염증이 많았다면, 현대인은 면역이 과해서 염증이 끊이지 않는 경우가 적지 않습니다. 면역 조절에 실패한 것이지요. 면역의 과민반응이 심해지면 외부에서 들어오는 이물질뿐 아니라 특정 식품에까지 반응해 적으로 간주하고 싸움을 일으킵니다. 그래서 기존에 없었던 음식 알레르기가 생깁니다. 또한 정상적인 관절조직에 염증을 일으켜서 류머티즘성 관절염을 앓게 하고, 장 점막에 염증을 일으켜서 크론병이라는 염증성 질환을 유발하기도 합니다. 외부 원인이 아닌 자가면역 반응으로 스스로를 자해하는 상황이지요. 이런 식으로 염증을 일으키는 병을 '자가면역질환Autoimmune disease'이라고 합니다. 증상이 심하면 병원에서는 면역억제제를 처방하여 해당 부위의 염증이 진행되지 않도록 억제하지만, 면역억제제는 전체적인 면역을 저하시키기에 부작용이 있습니다. 각종 바이러스 감염 질환에 매우 취약해지게 됩니다.

원래 우리 몸에는 면역 반응이 넘치지도 모자라지도 않게끔 스스로 조절하는 힘이 있습니다. 면역을 과하지 않게 조절해서 염증을 줄이는 동시에 상처를 치유하고, 자가면역질환을 예방하며, 염증성 질환을 억제하는 데 큰 역할을 하는 면역세포로는 '조절 T 세포'가 대표적인데요. 이런 면역조절자들이 제 역할을 잘해준다면 염증의 굴레에 갇혀 소염제를 달고 사는 일이 줄어들 것입니다.

정리하자면 소염제 처방은 염증이라는 급한 불은 끌 수 있겠지만 염증이 생기는 원인까지 다스려주지는 않습니다. 그러니 우리가 염증을 없애고 건강을 되찾기 위해 당장 해야 할 일은 면역을 키우는 것이 아니라 면역을 조절하는 힘을 다시 찾는 것, 즉 면역 균형을 회복하는 일입니다.

2장

염증과 장 건강

면역을 조절하는 키key, 장 공장

면역 조절력을 키우려면 어떻게 해야 할까요? 아쉽지만 이를 위해 개발된 약이나 영양제는 아직 없습니다. 대신 다른 방법이 있지요. 몸속 '미생물'을 관리하는 것입니다.

인체에 서식하는 모든 미생물의 유전체를 총칭해 마이크로바이옴Microbiome이라고 합니다. 이스라엘의 바이츠만연구소Weizmann institute of science에 따르면 사람의 세포 수를 30조 개라 추정했을 때 미생물의 수는 그보다 더 많은 38조 개, 장내 미생물의 총 무게는 약 200g이라고 합니다. 지난 10여 년간 6만 건이 넘는 논문을 통해 인간의 다양한 질병이 마이크로바이옴과 관련되어 있다는 사실이 밝혀진 바 있습니다.

그리고 또 한 가지, 놀라운 사실이 있습니다. 바로 이들이 '면역 조절자'의 역할을 한다는 것입니다. 면역을 강화하거나 약화하기도 하고, 염증 반응을 조절하고, 심지어 뇌가 기능하는 방식까지도 통제하는 등 다양한 방식으로 우리 몸의 면역과 상호작용을 한다는 것이지요.

장은 장내 미생물이 일하는 공장입니다. 미생물은 장 공장에서 먹고 자고 활동하면서 건강에 매우 유리한 물질을 만들어주는데요. 이들이 생산하는 주된 물질은 대부분 짧은 사슬로 연결된 모양이라 단쇄지방산SCFA, Short Chain Fatty Acid이라고 부릅니다. 그중에서도 특히 뷰티르산Butyric acid이 면역을 조절하고, 염증을 줄여주고, 식욕을 조절하고, 인슐린 감수성을 증가시켜서 혈당 조절이 잘되게 하고, 손상된 장 점막을 복구하는 등 놀라운 작용을 하는 것으로 알려져 있습니다. 그러니까 장을 비롯해 인체 건강에 직접적인 도움을 주는 것은 미생물 자체가 아니라, 이들이 먹이를 먹고 난 후 분해해서 만들어낸 단쇄지방산이라는 것이지요.

따라서 면역 균형을 잘 유지하기 위한 제1조건은 장 공장이 활발하게 돌아가는 것입니다. 장내 미생물을 잘 먹이고(p.47 맥다이어트 참고) 쾌적하게 일할 수 있는 환경을 만들어 공장을 상시 풀가동시켜야 합니다.

만약 장 공장이 잘 돌아가지 않으면 속이 더부룩할 뿐만 아니라 쉽게 살이 찌고, 식욕과 혈당 조절이 잘 안되고, 염증이 자주 생기고, 특정 음식에 알레르기나 과민성 반응 등이 생기는 등 이상 증세가 나타날 수 있습니다. 또 뇌 건강에도 영향을 끼치는데 기억력과 집중력이 떨어지고 무기력증과 우울감이 나타나며 아이들 같은 경우에는 주의력결핍장애가 생기기도 합니다. 동시에 면역 균형도 와르르 무너집니다.

내 몸 반려균과 함께 사는 법

매일 햄버거만 먹는다면 장 안에서는 어떤 변화가 생길까요? 햄버거의 총 무게는 230g 정도인데, 기본 재료를 살펴보면 빵과 빵 사이에 소고기 패티가 있고 양상추, 양파, 치즈 그리고 드레싱 등이 추가됩니다. 만약 소고기 패티가 2장 들어간 햄버거라면 칼로리가 약 583kcal, 여기에 감자튀김, 콜라까지 더해 세트메뉴로 먹으면 칼로리는 1000kcal까지도 훌쩍 뛰어오릅니다. 이렇듯 햄버거는 칼로리가 매우 높은 음식입니다.

그렇다면 이 중에서 장 안에 살고 있는 미생물이 먹을 수 있는 것은 뭐가 있을까요? 기껏해야 양상추, 양파 정도가 있겠네요. 먹는 양에 비하면 10g도 안 되는 정말 적은 양이지 않나요? 장내 미생물이 먹을 수 있는 식량이 부족하면 어떻게 될까요?

이를 밝혀내기 위해 킹스칼리지런던의 팀 스펙터Tim spector 교수는 10일간 햄버거만 먹은 사람의 장내 미생물 변화를 관찰하는 실험을 실시했습니다. 자신의 아들에게 비용을 주고 10일간 M사 햄버거와 콜라만 먹게 했지요. 아들은 이 기간 동안 매일 대변 샘플을 채취해 실험실로 보냈는데, 그 결과는 가히 충격적이었습니다. 장에는 약 1400여 가지 박테리아가 존재하는데 그중 40%가 파멸된 것입니다.

이 실험 결과를 통해 우리는 다음과 같은 답을 구할 수 있었습니다. 인간이 미생물을 위한 음식을 따로 섭취하지 않는다면 장내 미생물은 굶어 죽을 수밖에 없으며, 종류의 다양성 역시 현저히 감소한다는 사실입니다. 다시 말해 미생물이 굶게 되면 일할 기력이 없으니 장 공장은 가동을 멈추고, 그로 인해 뷰티르산의 생산이 감소해 면역 조절력 또한 떨어집니다. 이는 곧 잦은 염증의 원인이 됩니다. 면역을 조절하는 힘을 키우려면 우리는 장내 미생물, 즉 장내 균들을 잘 대접해야 합니다.

장내 상주균은 우리 몸속에서 평생 함께 살아갑니다. 그래서 '반려균'이라고 할 수 있습니다. 반려동물, 반려식물에 애정을 쏟는 만큼 반려균에도 관심을 주고 잘 보살펴야 합니다. 여러분은 반려균을 든든히 먹이고 계신가요? 내가 주로 먹는 음식을 떠올려보세요. 인스턴트, 패스트푸드, 배달음식 위주의 식단은 아니었는지, 이 음식에 반려균이 배부르게 먹을 먹잇감이 포함되어 있는지 말이지요.

장내 미생물들이 가장 기본적으로 섭취하는 것은 '섬유소'입니다. 일반 성인 기준 섬유소의 하루 권장 섭취량은 20~25g인데, 가공식품을 주식으로 하는 경우 섬유소가 늘 부족할 수밖에 없습니다. 섬유소는 탄수화물, 지방, 단백질, 비타민, 무기질, 물과 함께 7대 영양소로 지칭될 만큼 건강을 지키기 위한 필수 영양소로 분류되며, 장 공장을 활발히 돌리는 연료이기도 합니다. 이는 곧 충분히 섭취하지 않으면 면역 조절력에도 문제가 발생할 수도 있다는 말입니다. 그러니 평소 섬유소가 부족하지 않도록 섭취에 신경 써야 합니다.

면역 균형을 되찾고 싶으시다고요? 지금 당장 반려균을 잘 먹이시길 바랍니다. 지긋지긋한 염증에서 벗어나는 길, 일단 제대로 먹는 것에서부터 시작되니까요.

변비에만 좋은 줄 알았더니, 염증을 낮추는 '섬유소'

염증으로부터 해방되려면 섬유소에 대해 좀 더 깊이 알아볼 필요가 있습니다. 섬유소는 섬유 형태의 탄수화물로서 인간의 소화효소가 분해하지 못하는 3당류 이상의 다당류를 말합니다. 섬유소는 식품이 아닌 종이 등에도 포함되어 있기 때문에 '식용 가능한' 섬유소를 묶어 '식이섬유'라고 부르기도 하며, 이를 짧게 줄여 '섬유소' 또는 '섬유질'이라고도 부릅니다.

섬유소는 크게 '물에 녹지 않는 섬유소'와 '물에 녹는 섬유소'로 나뉩니다. 물에 녹지 않는 섬유소는 '불용성 식이섬유'라고 하는데 리그닌Lignin, 키틴Chitin, 셀룰로오스Cellulose 등이 여기에 속합니다. 셀룰로오스가 풍부한 대표적인 식품이 새빨간 대추의 껍질인데, 말린 대추를 통째로 물에 넣고 끓이면 불용성 식이섬유인 셀룰로오스 때문에 속에 있는 유효 성분들이 잘 우러나지 않습니다. 그래서 대추로 차를 끓이거나 약재로 사용할 때는 반드시 찢어서 물에 넣고 끓여야 합니다.

대추 껍질처럼 우리가 일반적으로 먹지 않고 버리는 알록달록한 과일 껍질은 대부분 불용성 식이섬유가 풍부합니다. 그뿐만 아니라 샐러리 등 각종 나물의 질긴 부분이나 우엉, 양배추, 브로콜리 같은 채소, 흰쌀, 밀가루를 제외한 현미, 밀기울, 팥, 귀리 같은 통곡물에도 불용성 식이섬유가 많이 들어 있습니다.

반면, 물에 녹는 섬유소를 '수용성 식이섬유'라고 하는데 베타글루칸Beta-glucan, 이눌린Inulin, 펙틴Pectin, 난소화성 말토덱스트린Nondigestible maltodextrin 등이 여기 해당합니다. 수용성 식이섬유가 풍부한 음식으로는 귤, 바나나, 사과, 자두, 살구 등의 과일과 미역, 다시마 등의 해조류, 버섯 등이 있습니다. 곡류 중에는 보리에 베타글루칸이 가장 많습니다.

섬유소 중 장내 미생물의 먹이가 되는 것은 주로 수용성 식이섬유입니다. 그러나 불용성 식이섬유 또한 면역 균형을 유지하는 데 중요한 작용을 하기에 꾸준히 섭취해야 합니다. 물에 녹지 않는 불용성 식이섬유는 장에서 물을 스펀지처럼 끌어들여 대변의 부피를 늘리고 배변 활동을 원활하게 해서 숙변을 청소합니다.

수용성 식이섬유소

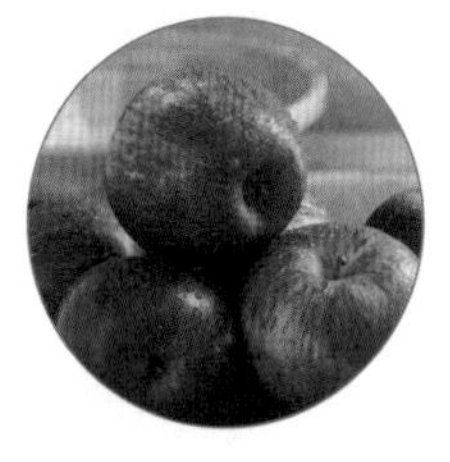
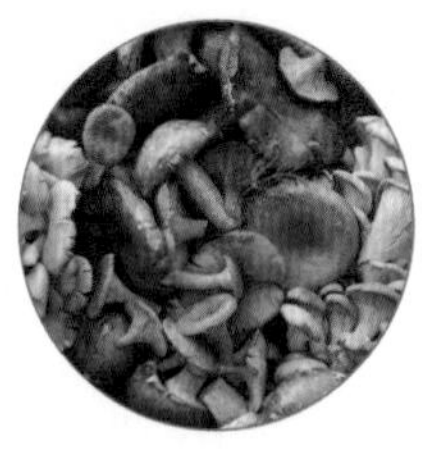
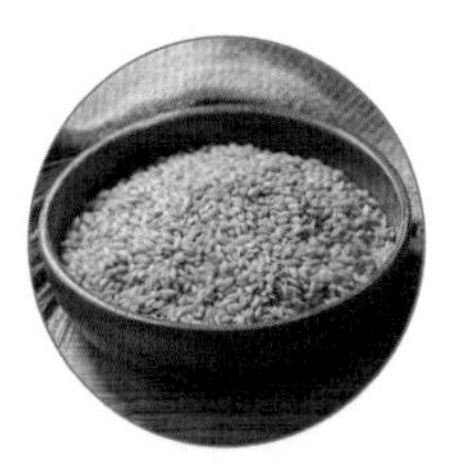

귤, 유자 등의 감귤류와 버섯류, 보리

① 장내 유익균을 증식

② 인슐린 저항성을 개선

③ 장시간 포만감으로 내장지방 관리에 도움

불용성 식이섬유소

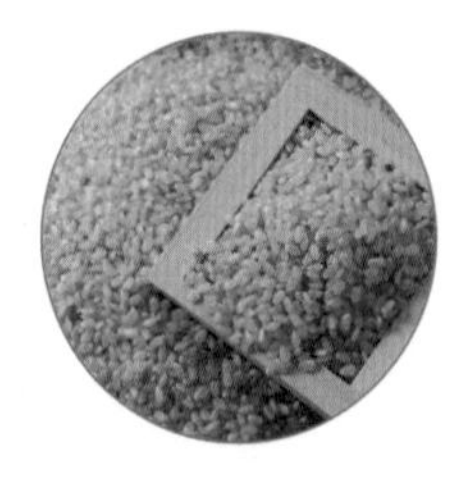
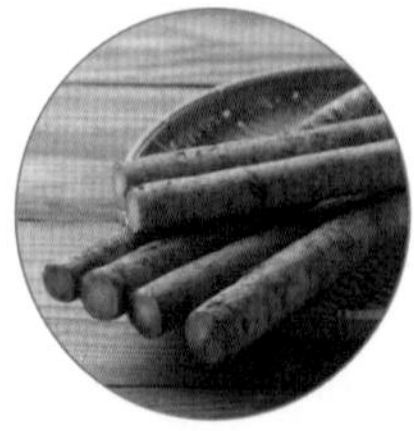
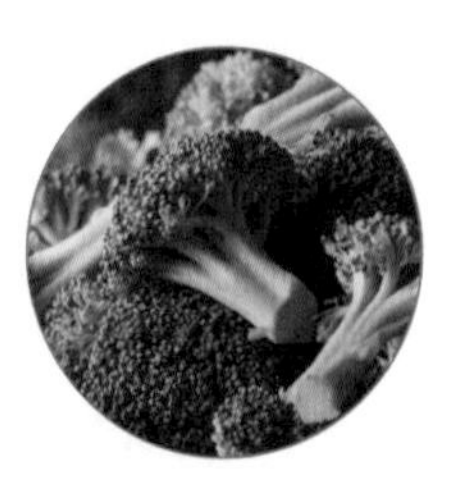

감자, 고구마, 옥수수 등의 곡류와 콩류, 채소류

① 변의 부피를 늘리고 장운동을 촉진

② 콜레스테롤을 흡착하여 체외 배출

③ 발암물질을 배출하여 대장암 예방

〈식이섬유소의 종류와 효능〉

또한 노폐물과 콜레스테롤을 흡착하고 배출해서 장내 환경을 쾌적하고 건강하게 만드는 데 일조합니다.

따라서 염증을 없애려면 음식을 통해 수용성 식이섬유와 불용성 식이섬유를 매일 섭취해야 합니다. 섬유소는 대체로 변비에만 좋다고 알려져 있지만 사실 염증을 다스리는 데 더 큰 의미가 있습니다.

섬유소가 풍부한 식단은 장의 피에이치pH와 장 투과성을 조절하여 염증을 없애는 데 도움을 줍니다. 현미밥 한 공기(210g)에는 6.7g, 검은콩 2큰술(20g)에는 5.2g, 양배추 70g에는 5.7g, 작은 크기의 배는 5.5g, 중간 크기의 바나나에는 대략 3.1g의 섬유소가 포함되어 있습니다. 현미밥이나 잡곡밥, 샐러드 또는 나물 반찬을 작은 그릇으로 2~3접시, 과일 1회 분량을 하루 두 번 정도 섭취하면 하루에 챙겨야 할 섬유소를 충분히 섭취할 수 있습니다.

마지막으로 섬유소 섭취에서 주의할 점이 있습니다. 몸에 좋다고 섬유소를 지나치게 많이 섭취할 경우 탈이 난다는 것입니다. 수용성 식이섬유를 과잉섭취할 경우 장내 미생물의 분해 작용이 지나치게 활성화되어, 장이 예민한 사람은 가스가 차고 복통, 설사 등의 증세가 나타날 수 있습니다.

반대로 불용성 식이섬유를 과잉섭취하고 충분한 물을 마시지 않는다면 오히려 변비가 생길 수 있습니다. 또한 1일 60g 이

상의 섬유소를 섭취하면 미량 영양소인 철분, 칼슘, 마그네슘, 아연, 무기질과 비타민의 흡수를 방해하게 됩니다. 따라서 성장기 어린이, 빈혈이나 골다공증이 심한 경우에는 섬유소 섭취량에 각별한 주의가 필요합니다.

반려균을 살리는 '맥MAC 다이어트'

사람이 소화하지 못하고 장내 미생물에게 도달하여 먹이가 되는 탄수화물을 전문용어로 '맥MAC'이라고 합니다. '미생물총 접근 가능 탄수화물Microbiota Accessible Carbohydrate'의 약어이지요.

사람이 맥을 섭취하면 그대로 장내 미생물에게 전달되고, 이들의 먹잇감이 되어 반려균을 건강하게 만듭니다. 매 끼니마다 맥을 챙겨 먹는, 이른바 '맥 다이어트'를 하면 장 공장이 매우 활발하게 돌아가고 각종 염증성 질환에서 벗어나는 데 큰 도움이 됩니다. 단, 섬유소 중 셀룰로오스 같은 불용성 식이섬유는 사람도 미생물도 소화시킬 수 없으므로 맥에서 제외됩니다.

맥 다이어트는 한 가지 음식만 섭취한다고 해서 끝나는 건 아닙니다. 몸속 장 공장에서 일하는 미생물의 종류는 1400가지가 넘는데, 각각의 미생물에 따라 소화하는 맥이 다르기 때문입니다. 예를 들어 어떤 미생물 종은 버섯에 포함된 베타글루칸을 주로 섭취하고, 어떤 종은 사과 껍질에 있는 펙틴을 주로 먹습니다. 그러니 내 입맛에 좋은 식품만 가려서 섭취한다면 식성이 다양한 미생물을 골고루 돌볼 수 없게 됩니다.

맥에는 크게 7가지 종류가 있습니다. 장내 미생물의 다양성을 늘리기 위해 7가지 맥을 다양하게 섭취하되, 같은 종류에 해당하는 맥 중에서 나의 체질과 현재 건강 상태에 맞는 음식을 골라 먹는다면 효과는 더욱더 좋을 것입니다. 체질에 대해서는 뒷장에서 따로 다룰 예정입니다. 자신의 체질을 정확히 모른다면 일단 골고루 먹는 것이 가장 좋은 방법입니다.

첫 번째 맥은 '통곡류'입니다. 가공하지 않은 쌀, 밀, 보리 등의 곡류를 말하는데요. 쌀로 말하면 백미가 아닌 '현미', 밀로 말하면 밀가루가 아닌 '통밀'이 통곡물에 해당합니다.

두 번째 맥은 '콩류'입니다. 검정콩, 약콩, 완두콩, 노란콩, 병아리콩, 렌틸콩 등 모든 콩이 해당되며, 콩으로 제조한 두부도 포함됩니다.

세 번째 맥은 '견과류'입니다. 신선한 호두, 아몬드, 피스타치오, 캐슈너트 등은 맥 다이어트의 중요한 식품군이지요.

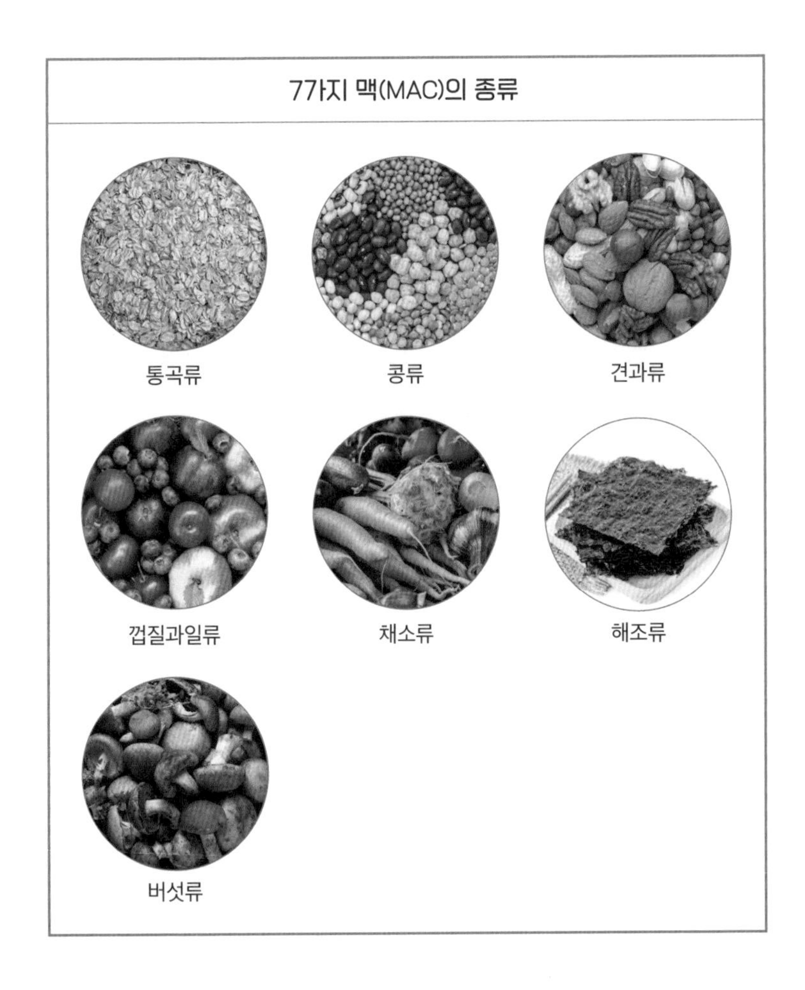

네 번째 맥은 '껍질째 먹는 과일'입니다. 블루베리, 살구, 자두, 체리 등이 해당되는데 특히 사과, 배, 참외 등의 경우 깨끗하게 세척해 껍질째 먹는 습관을 들이는 것이 좋습니다. 과일 껍질에 맥이 풍부하니까요.

다섯 번째 맥은 '채소류'입니다. 감자나 고구마 같은 전분이 많은 채소가 아닌 양배추, 치커리, 케일처럼 잎을 먹는 엽채류 그리고 양파, 마늘, 비트, 연근, 당근 등이 여기에 해당됩니다.

여섯 번째 맥은 '해조류'입니다. 김, 미역, 다시마, 톳, 감태 등은 반려균을 먹여 살리는 고마운 음식이지요.

맥 다이어트에서 빼놓을 수 없는 마지막 일곱 번째 식품군은 '버섯류'입니다. 표고버섯, 느타리버섯, 싸리버섯, 팽이버섯, 새송이버섯을 포함한 모든 버섯 종류가 반려균을 살리고 장을 돌보며 나아가 염증 조절에 기여하게 됩니다.

배에 가스가 차고 방귀가 자주 나온다면 3가지 습관을 피하세요

장이 건강한 사람은 늘 배 속이 편안한데, 그렇지 않은 사람은 수시로 배에 가스가 차고 방귀도 자주 나옵니다.

"걸을 때마다 방귀가 나와서 민망했던 순간이 한두 번이 아니었어요. 혹시 무슨 문제가 있는 건 아닐까요?"

진료실에 찾아와 이런 고충을 털어놓는 분들이 많습니다. 사실 방귀는 장에 쌓이는 가스를 배출하기 위한 생리 현상이기에 하루에 10~20회 정도 나오는 것은 문제가 되지 않습니다. 다만 생활에 지장을 줄 정도로 속이 부글부글하거나 하루 20번 이상 방귀를 뀐다면 이는 장내 미생물총(미생물이 자라는 무리)의 균형이 깨졌다는 신호일 가능성이 높습니다. 장내 가스는 대부분 장 속 미생물에 의해 생성되기 때문입니다. 특히 항생제를 자주 복용하거나 음주와 흡연을 하는 사람, 그리고 수면이 부족한 사람일수록 장내 환경이 쉽게 나빠질 수 있으니 주의해야 합니다.

이런 상황에서는 좋은 음식을 먹어도 장에서 잘 받아들이지 못해 소용이 없습니다. 그 전에 장내 환경 개선을 위한 노력이 시급한데, 앞서 언급한 항생제, 술, 담배를 자주 접하는 습관과 수면 부족을 개선하는 것 외에 일상에서 반드시 버려야 할 습관 3가지가 있습니다.

첫 번째는 '급하게 먹는 습관'을 버려야 합니다. 음식을 허겁지겁 빨리 먹으면 공기를 많이 삼키게 되고, 대량의 공기가 위장을 따라 들어가게 됩니다. 이때 우리가 입으로 마신 공기는 배속 가스의 원인이 될 수 있습니다. 한 가지 예로 면을 먹을 때 후루룩 흡입하면 식사 후에 방귀가 쉴 새 없이 나올 수 있지요. 하지만 면을 흡입하지 않고 젓가락으로 돌돌 말아 한 입씩 천천히 먹으면 배 속이 훨씬 편안해지는 걸 느낄 수 있으실 겁니다.

따라서 가스가 자주 차는 분이라면 평소 급하게 먹는 습관이 있는지를 꼭 확인해 보세요. 음식은 한 번에 30번 이상 씹고, 20

분 이상 천천히 식사하는 습관을 들여야 장이 편안해집니다.

두 번째는 '긴장하는 습관'을 버려야 합니다. 지나치게 긴장하면 자연적으로 장도 긴장합니다. 장에는 엄청난 숫자의 신경세포가 있어 함께 반응하기 때문입니다. 장 신경이 긴장하면 장 근육이 경직되어 잘 움직이지 않게 되고, 장 근육이 과민 반응하면 과도한 수축운동으로 이어지기도 합니다.

이렇게 되면 가스가 쉽게 찰뿐만 아니라 복통, 설사, 변비도 자주 나타날 수 있는데 이러한 상태가 반복적으로 지속되는 상태를 '과민성대장증후군Irritable bowel syndrome'이라고 합니다. 방귀가 자주 나오고 더불어 통증이나 배변의 문제가 동반된다면 혹시 과민성대장증후군은 아닌지 병원에서 정확한 진단과 함께 치료를 받으시길 권합니다. 과민성대장증후군은 정신적인 긴장과 스트레스로 촉발되는 경우가 많기 때문에 마음가짐을 편안하게 하는 것이 중요합니다.

장 건강을 위해 버려야 할 마지막 습관은 '찬물을 마시는 습관'입니다. 찬물을 마시면 위장관의 온도가 즉각적으로 떨어집니다. 온도가 떨어지면 위장관의 운동성도 함께 줄어드는데요. 이때 우리 몸은 위장관의 온도를 다시금 높이기 위해 많은 에너지를 사용합니다. 얼마 정도의 시간이 지나면 장의 움직임은 회복되는데, 여기에 또 찬물을 끼얹게 되면 운동성은 다시 뚝 떨어집니다. 이러한 일이 반복되면 위장관 전체의 연동운동도 점점 무력해집니다. 즉, 잘 안 움직이게 되지요. 이 경우 음식물이 장에 머무르는 시간은 길어질 수밖에 없습니다. 결과적으로 음식물이 장내 미생물에 의해 오랜 시간 발효되면서 가스가 차고, 수분을 빼앗긴 대변으로 인해 변비가 생기게 되는 것입니다. 특히 변비가 있는 사람이라면 찬물, 찬 음료를 멀리하는 습관에 익숙해져야 합니다.

가끔 아침에 일어나자마자 화장실을 가기 위해 공복에 찬물을 들이켜는 분들이 계시지요? 공복에 찬물은 장 경련을 유발해 변의를 일으키는 것일 뿐입니다. 이런 습관은 장을 무력하게 만드는 지름길이라는 사실을 기억하세요.

때로는 양배추가 독이 될 수 있다

"선생님, 양배추를 아무리 먹어도 속이 안 좋아요. 양배추는 장에 좋은 음식이 아닌가요?"

이는 맞는 말이기도 하고 틀린 말이기도 합니다. 장이 건강한 사람에게는 좋은 음식이 맞지만, 장이 예민하거나 과민성대장증후군이 있는 사람에게는 결코 좋은 음식이 아니거든요.

양배추는 장에 유익한 맥이 풍부한 식재료입니다. 이 외에 우리가 흔히 장에 좋다고 알고 있는 사과, 콩 등도 맥 다이어트에 속하는 음식이며, 김치, 요구르트 같은 발효식품도 장에 좋은 음식입니다. 그런데 아이러니한 것은 장에 좋은 이 음식들이 어떤 사람에게는 독이 될 수도 있다는 사실입니다.

과민성대장증후군을 가진 사람이 양배추, 사과, 요구르트 등을 즐겨 먹으면 먹을수록 복통, 가스, 설사 등에 시달릴 가능성이 높아집니다. 왜 그럴까요? 장을 보호하고 있는 장벽이 무너져 있기 때문입니다. 피부를 보호하는 피부장벽이 무너질 경우 피부가 예민해져 아무리 좋은 화장품을 발라도 따갑게 느껴지는 것과 비슷한 이치입니다. 장을 보호하는 장벽이 무너지면 장이 예민해지는데, 이 상태에서는 아무리 좋은 음식이라도 소화가 잘되지 않을뿐더러 장 트러블이 일어나기 쉽습니다.

앞서 소개한 맥이 풍부한 음식들은 기본적으로 장내 미생물이 먹고 소화하는 먹잇감이기 때문에 가스를 많이 생성시킵니다. 장 건강이 무너진 사람이라면 이런 과정에서 생긴 가스에 매우 예민하게 반응하고 고통을 느낄 수 있습니다.

이를 증명하는 실험이 2017년 영국 노팅엄대학교에서 진행되었는데요. 건강한 대조군과 과민성대장증후군을 가진 실험자군, 이렇게 두 그룹에 장내 가스를 많이 생성시키는 포드맵FODMAP 음식을 섭취하게 한 후 상태를 비교해 보았습니다. 그 결과 두 그룹 중 과민성대장증후군을 가진 사람들이 배에 가스가 찬다며 고통을 호소했습니다. 이들에게 더 많은 가스가 생긴 것일까요? 살펴보니 생성된 가스량은 두 그룹이 비슷했습니다. 하지만 과민성대장증후군을 가진 사람들은 장 건강 자체가 무너진 상태였기 때문에 약간의 팽창감에도 예민하게 반응한 것입니다.

이렇듯 장이 예민하고 안 좋은 상태라면 가스가 조금만 차도 불편감을 느끼는 일이 다수 발생합니다. 따라서 장이 안 좋으니까 장에 좋은 음식을 무작정 많이 먹거나 맥 다이어트를 하는 것은 적절한 해결책이 될 수 없다는 말이지요. 장 건강 상태를 먼저 확인하고 필요하다면 그에 맞는 치료가 선행되어야 함을 명심하시길 바랍니다. 이것이 장을 살리는 길입니다.

장이 예민하다면 '포드맵FODMAP'

앞서 실험을 위해 두 그룹에게 포드맵FODMAP 음식을 섭취하도록 했습니다. 여기서 포드맵은 장내 가스를 많이 생성시키는 음식을 뜻합니다. 정확하게는 소화나 흡수가 잘되지 않고 장에 남아 미생물에 의해 발효되기 쉬운Fermentable 올리고당Oligosaccharides, 이당류Disacharides, 단당류Monosacharides 그리고And 폴리올Polyls을 포함한 음식들인데, 이들의 영문 앞글자만 따서 '포드맵FODMAP'이라고 부릅니다.

그럼 장이 예민한 사람은 포드맵을 반드시 피해야 할까요? 그건 아닙니다. 아예 먹지 않는다면 당장은 가스로 속이 불편할리는 없겠지만 장기적으로 보면 장 건강이 점점 나빠질 겁니다. 포드맵 음식들은 장내 미생물의 먹잇감이 될 뿐만 아니라 손상된 장벽을 복구하는 역할도 하기 때문입니다.

장이 안 좋으면 무조건 저포드맵 식사를 해야 한다고 잘못 알고 계신 분들도 있습니다. 그것보다는 이후 설명할 3단계 식사법을 통해 포드맵 섭취를 점진적으로 늘려가는 것이 좋습니다. 지금부터는 포드맵이 많이 포함된 대표적인 음식 종류를 알아보고, 특히 과민성대장증후군이 있는 사람은 어떻게 식사해야 장 건강을 지킬 수 있는지 살펴보겠습니다.

장내 미생물의 먹이, 포드맵 대표 식품

첫 번째 포드맵 식품은 과일 중앙에 커다란 씨앗을 가지고 있는 '핵과류'입니다. 대표적으로 사과, 배, 복숭아, 자두가 있는데, 이런 핵과류 과일은 포드맵 성분이 많아 가스를 많이 발생시키며 포도, 딸기, 블루베리, 토마토, 키위, 바나나 같은 과일은 포드맵 성분이 적어 상대적으로 가스를 덜 생기게 합니다.

두 번째 포드맵 식품은 채소 중 배추를 비롯한 양배추, 브로콜리, 케일과 같은 '십자화과 채소'와 파, 마늘, 양파, 부추와 같은 '백합과 채소'입니다. 모두 과당이 결합한 프룩탄Fructan과 황

화합물Sulfur compounds이 풍부한 채소들이라 가스를 많이 생성하며, 심지어 지독한 방귀 냄새를 만듭니다. 최근에는 건강을 위해 양배추즙이나 양파즙, 과일주스 등을 챙겨 먹는 분들이 많은데, 과당이 농축된 형태인 건강즙이나 건강주스는 체내에 가스를 더 많이 차게 할 수 있다는 것을 알아야 합니다. 이에 비해 채소 중 포드맵 성분이 상대적으로 적은 것들로는 당근, 호박, 시금치, 상추, 오이, 생강 등이 있습니다.

가스를 늘리는 세 번째 포드맵 식품은 '인공감미료'입니다. 껌으로 잘 알려진 자일리톨Xylitol과 소르비톨Sorbitol, 에리스리톨Erythritol 같은 당알코올이 대표적인데, 껌과 사탕을 비롯한 '무설탕'을 표방하는 식품에 많이 쓰입니다. 이런 당알코올은 단맛과 청량감을 내면서도 설탕보다 칼로리가 낮고 혈당을 올리지 않는다는 장점 때문에 설탕의 대체제로도 많이 활용되지만, 분해·흡수가 잘되지 않아 장내 가스를 많이 발생시키고 속을 더부룩하게 만들 수 있습니다. 만일 잦은 방귀가 고민이라면 식사 후에 입가심으로 껌이나 사탕을 먹지 않는 것이 좋습니다. 감미료 중에서는 자일리톨, 소르비톨, 에리스리톨, 꿀, 올리고당, 옥수수시럽, 액상과당은 고포드맵 감미료에 속하고, 그에 비해 메이플시럽, 스테비아, 설탕 등에는 포드맵이 적게 들어 있습니다.

가스를 늘리는 네 번째 포드맵 식품은 '콩'입니다. 바로 콩 안에 들어 있는 올리고당Oligosaccharides 때문인데요. 올리고당은 포도당, 과당, 갈락토오스Galactose 같은 단당류 2~10개가 결합된 탄수화물로, 인체의 소화효소에 의해 분해되지 않습니다. 섭취 상태 그대로 대장까지 도달한 뒤 미생물에 의해 분해되므로 가스가 많이 생성되지요. 콩을 농축한 콩물이나 두유는 더 그렇습니다. 콩은 충분히 불리고 발아시킨 뒤 껍질을 벗기고 익혀서 먹어야 가스가 덜 생깁니다. 참고로 콩류 중에서는 완두콩이 저포드맵에 해당됩니다.

그 밖에 잡곡류 중에서는 보리, 밀, 호밀 등에 포드맵이 많고, 현미, 백미, 찹쌀, 곤약쌀은 포드맵이 적습니다. 우유를 비롯한 요거트, 아이스크림, 치즈 같은 유제품도 가스를 발생시키는 고포드맵 음식으로, 우유 속의 유당을 소화시키지 못하는 유당불내증이 있는 분들은 증상이 더 심하게 나타날 수 있습니다.

고포드맵 HIGH ↑		저포드맵 LOW ↓
사과, 배, 복숭아, 자두, 살구, 망고, 무화과, 체리, 감	**과일류**	포도, 딸기, 블루베리, 키위, 바나나, 자몽, 오렌지
배추, 양배추, 브로콜리, 케일, 파, 마늘, 양파, 부추	**채소류**	당근, 호박, 시금치, 상추, 오이, 생강, 토마토, 가지
자일리톨, 소르비톨, 에리스리톨, 꿀, 올리고당, 옥수수시럽, 액상과당	**인공감미료류**	메이플시럽, 스테비아, 설탕
보리, 호밀, 강낭콩, 콩물, 구운 콩	**콩과 잡곡류**	완두콩, 감자, 쌀밥, 두부, 고구마, 쌀국수, 현미, 백미, 곤약쌀
요거트, 아이스크림, 치즈, 맥주, 탄산음료, 커피, 차	**기타**	고기, 기름류, 저지방 요거트

〈포드맵 대표 식품군〉

포드맵 다이어트, 3단계 식사법

요즘은 방송이나 다양한 매체를 통해 건강 정보를 많이 접합니다. 병원을 찾은 한 환자분의 경우 방송을 통해 '포드맵이 많은 음식을 피하라'라는 정보를 접하고 양배추, 사과 등을 끊었더니 속이 편해졌다고 하시더군요. 이후 모든 포드맵 식품을 다 끊었다고도 하셨습니다. 너무 좁은 시야로 정보를 습득해 벌어진 참사입니다. 전문가들은 여러 연구를 통해 지속적인 저포드맵 식사의 위험성을 지적한 바 있습니다.

오랜 기간 저포드맵 식사를 이어갈 경우 장내 미생물이 굶어 죽거나, 미생물총의 균형이 깨지고, 무너진 장벽의 복원이 더뎌집니다. 장벽을 구성하는 주재료는 포드맵이 많은 음식에 들어 있습니다. 장이 스스로를 지키기 위해 장벽을 강화하는 데 꼭 필요한 것이 포드맵 속 성분들입니다.

그러니 저포드맵 식품은 좋고, 고포드맵 식품은 나쁘다는 이분법적 사고는 버리시길 바랍니다. 또 포드맵은 알레르기를 유발하는 음식도 아닙니다. 체질적으로 장이 안 좋거나 잘못된 생활습관으로 장벽이 손상되어 연약해진 상태이기 때문에 고포드맵 식품에 예민하게 반응했던 것뿐이지요. 알레르기 음식처럼 평생 멀리해야 하는 음식이 아닙니다.

장이 예민하거나 과민성대장증후군이 있다면 이렇게 시작하세요. 먼저 고포드맵 음식 위주의 식사를 멈추고, 농축된 즙이나 주스류도 피하시길 바랍니다.

그리고 동시에 포드맵 식사를 하되 단계별로 나눠서 진행하세요. 이를 '포드맵 3단계 식사법'이라고 하는데, 핵심은 장이 포드맵 음식에 적응할 시간을 넉넉히 주는 것입니다. 마치 아기들이 이유식을 할 때 음식 종류를 한 가지씩 추가해 나가는 것과 같다고 생각하시면 됩니다.

포드맵 3단계 식사법은 포드맵이라는 개념을 제일 처음 소개한 오스트레일리아 빅토리아주에 위치한 모내시대학교 연구진이 권고하는 가이드라인입니다.

1단계	2단계	3단계
제한	재도입	개인화
(0~6주)	(6~8주)	(8주 이후)

〈포드맵 3단계 식사법〉

1단계, 0~6주간 장에 가스를 많이 차게 하는 음식인 고포드맵 음식을 '제한'합니다. 고포드맵 음식을 잠시 안 먹는 것만으로도 복부의 불편감, 과민성대장증후군 증상을 70% 정도까지 호전시킬 수 있습니다.

이 과정을 거쳐 장이 안정되면 2단계 '재도입' 단계로 넘어갑니다. 3일 동안 고포드맵 음식을 한 가지씩 먹어보는 건데요. 예를 들어 첫날에 사과를 조금 먹어보고 괜찮으면 다음 날, 그다음 날 양을 조금씩 늘리는 겁니다. 먹는 도중 가스가 많이 차거나 속이 불편하면 즉시 섭취를 중단하고 배 속이 편안해질 때까지 기다리세요. 그리고 다른 식품군에 있는 다른 고포드맵 음식을 선택해 같은 방법으로 시도해 봅니다.

3일간 고포드맵 음식을 시도했다면 이후 3일은 1단계 저포드맵 식단을 섭취해 속을 안정시키는 3단계로 넘어갑니다. 이를 '개인화'라고도 하는데, 앞선 과정들을 통해 자신에게 잘 맞는 고포드맵 음식들을 하나씩 찾아 나만의 맞춤 포드맵 식단을 만들어보세요.

이런 단계별 식사법을 통해 식단을 구성하게 되면 장이 약했던 사람이라도 장 기능을 회복시키고 면역조절력을 길러 결국에는 만성염증으로부터 해방될 수 있는 개인 맞춤 식단을 완성할 수 있습니다.

유산균은 장 건강에 도움이 될까?

단순히 변비나 설사를 넘어 면역력, 피부미용, 여성 건강, 다이어트 분야에서까지 장 건강의 중요성이 대두되고 있습니다. 이를 증명하듯 요즘 집집마다 유산균 영양제는 필수로 구비하고 계시지요. 유산균 시장의 급성장으로 제품력도 날로 진화하고 있습니다.

'프로바이오틱스Probiotics'는 우리 몸에 유익한 균으로 유산균은 바로 이 프로바이오틱스 범주에 속하는 균입니다. 하지만 최근에는 유산균이 통상 프로바이오틱스를 지칭하는 대명사로 더 많이 쓰이고 있지요. 프로바이오틱스 다음으로 '프리바이오틱스Prebiotics'라는 개념도 등장했는데, 프리바이오틱스는 프로바이오틱스의 먹잇감입니다. 올리고당이나 식이섬유 같은 것들이 여기에 해당됩니다. '프로바이오틱스와 프리바이오틱스를 섞으면 효과가 더 좋겠네'라는 아이디어에서 착안하여 개발된 3세대 유산균이 '신바이오틱스Synbiotics'입니다. 그리고 최근에는 장내 미생물이 토해낸 대사산물까지 더해서 '포스트바이오틱스Postbiotics'라는 4세대 유산균 제품도 출시되었습니다.

그런데 정말 유산균이 장 건강에 도움을 주는 걸까요? 물론 도움이 되는 면도 있지만 장 건강을 유산균 제품에만 의지해서는 안 됩니다. 왜냐하면 유산균은 다른 영양제와 달리 '균'이기 때문입니다. 어떤 사람은 유산균을 먹고 단 하루 만에 대변이 달라졌다고 하지만, 아무리 먹어도 별다른 변화가 없다는 사람도 있습니다. 이렇게 사람에 따라 효과가 들쑥날쑥하고, 또 제품에 따라 몸의 반응이 다른 것은 유산균이 살아 있는 균이기 때문입니다. 영양제만 먹으면 끝이 아니라 이들이 장까지 잘 도달해 장 속에 살고 있는 상주균들과 시너지를 낼 수 있느냐가 관건이지요.

나와 궁합이 잘 맞는 사람이 있는 것처럼 유산균에도 나와 궁합이 잘 맞는 것이 있습니다. 나와 잘 안 맞는 균을 섭취할 경우에는 복통, 설사, 메슥거림 같은 부작용이 나타날 수 있는데 이럴 때는 당장 복용을 중지해야 합니다.

개인마다 장내 미생물총을 구성하는 균의 종류와 분포가 모두 다릅니다. 그래서 장내 미생물총 지도를 그려보면 사람마다 다른 지도가 나옵니다. 개인의 고유한 장 환경에 맞춘 유산균 제품을 복용할 수 있다면 큰 도움이 되겠지만 아직까지 밝혀진 미생물 균종은 빙산의 일각에 불과하고, 다양한 균들이 상호작용해서 어떻게 가스 생성을 조절하는지에 대한 연구도 아직 많이 부족합니다. 따라서 유산균 제품에 장 건강을 전적으로 맡기는 것은 무모한 도전입니다.

유산균에만 의지하면 안 되는 두 번째 이유는 '효과' 때문입니다. 일반적인 영양제들은 섭취 자체만으로 원하는 효과를 기대해 볼 수 있지만 유산균은 다릅니다. 유산균 영양제 한 알에 효과 성분이 담겨 있는 것이 아니라, 장내 상주균이 장 공장에서 일하면서 만들어낸 최종대사산물이 효능을 지니기 때문입니다. 이에 대해서는 앞서 '내 몸 반려균과 함께 사는 법(p.39)'에서 자세히 설명한 바 있습니다. 따라서 몇억 마리 유산균 제품을 먹는 것도 중요하지만 그보다 유산균들이 열심히 일할 수 있도록 장내 온습도를 쾌적하게 유지해 주는 것이 더 중요합니다. 장의 기초체온이 낮거나 장 점막이 건조해 온습도의 균형이 깨지면 유산균의 활동성은 떨어지고 효과도 미미해질 테니까요. 평소 식습관과 체질에 따라 장내 환경은 달라질 수 있는데, 장내 환경을 좋게 유지하는 체질 관리에 대해서는 6장의 체질별 염증 관리편(p.178)에 잘 설명해 두었습니다.

마지막 이유는 장내 상주하는 장내 미생물과 프로바이오틱스의 '역할'이 다르기 때문입니다. 장내 상주균은 말 그대로 장에 상주하는 정직원의 역할을 하고, 프로바이오틱스 제품은 잠깐 도와주다가 나가는 아르바이트생의 역할을 합니다. 그래서 잠깐 머물다 가는 유산균보다 장에서 상주하는 미생물이 맡은 역할을 충실히 할 수 있도록 힘을 실어줘야 합니다.

다시 말하면 장 공장을 제대로 가동시키기 위해서는 유산균을 챙겨 먹는 것보다 평소에 장내 상주균을 먹여 살리는 음식들을 섭취함으로써 반려균을 챙기는 것이 훨씬 더 중요합니다. 무너진 식단을 바로잡는 것, 이것이 장에는 어느 것보다 훌륭한 영양제이자 보약입니다.

3장

염증과 자율신경

면역과 염증 반응을 관장하는 사령탑 '뇌'

신체 면역염증 반응의 최전선에 '장'이 있다면, 사령탑 역할을 하는 것은 '뇌'입니다. 염증은 면역반응으로 일어나는 현상인데, 이 면역반응을 조절하는 것이 뇌신경이기 때문입니다. 뇌는 1.4kg의 작은 기관이지만 폐, 장관, 콩팥 등의 경로를 통해 침투하는 위협에 대응하여 스스로를 보호하는 중추적인 역할을 맡고 있습니다. 과연 어떤 경로를 통해서 통제하는 것일까요?

가장 많은 연구가 이뤄진 기전 중 하나는 뇌의 시상하부Hypothalamus, 뇌하수체Pituitary gland 그리고 부신Adrenal gland이 서로 피드백을 주고받으면서 상호작용을 한다는 것입니다. 이 시상하부-뇌하수체-부신을 가리켜 'HPA축'이라고 부릅니다. 부신은 좌우 콩팥 위에 자리한 내분비 기관으로 스트레스에 반응해 다양한 호르몬을 분비하는 기관입니다. 시상하부에서 뇌하수체를 자극하고, 뇌하수체에서 부신을 자극하면 부신피질에서 코르티솔Cortisol 호르몬 생성이 촉진됩니다.

코르티솔 호르몬은 '스트레스 호르몬'으로도 많이 알려져 있습니다. 심장 근육의 수축력을 높이고, 혈당을 조절하며, 염증을 억제하는 강력한 항염증, 항알레르기 작용을 합니다. 염증이 심할 때 병원에서 처방받는 스테로이드약이나 주사제는 이러한 코르티솔 호르몬의 기능을 모방하여 합성한 약제입니다. HPA축이 스트레스나 자극을 받으면 코르티솔 호르몬을 분비해 위협 상황에 대처하도록 합니다.

그런데 상황이 종료되지 않고 HPA축이 지속적으로 민감한 상태에 있으면 점차 면역세포가 감소하여 만성염증에 시달릴 가능성이 높아집니다. 반대로 HPA축이 둔감하게 반응해도 코르티솔 호르몬이 제대로 생성되지 못해 이 역시 만성염증으로 빠질 수 있습니다.

지금까지의 내용은 사실 눈으로 한번 쓱 살펴보면 되는 부분입니다. 어려운 용어나 설명은 넘어가셔도 됩니다. 여러분께서는 뇌신경이 건강하지 않으면 면역염증 반응을 지휘하는 사령탑이 무너진다는 사실만 기억하시면 됩니다. 지나친 스트레스가 건강에 나쁘다는 말에 경각심을 가지셔야 합니다.

스트레스는 뇌 건강과 직접적인 관계가 있고, 뒤이어 만성염증을 일으키는 주된 원인이 됩니다. 즉 마음의 병이 몸의 병으로 이어지는 것이지요. 반대로 몸에 염증이 있을 경우에는 염증이 뇌척수액을 타고 뇌로 이동해 뇌신경에 염증을 일으키기도 합니다. 알츠하이머병이나 파킨슨병 같은 뇌신경의 퇴행성 질환들도 염증성 질환으로 인식됩니다.

이렇듯 몸과 마음, 몸과 신경은 서로 떼려야 뗄 수 없는 관계에 있습니다. 다음 장에서 좀 더 자세히 알아보겠습니다.

우리 몸을 스스로 조절하는 '자율신경'

신경 경로를 통한 염증 조절 관련하여 의학계의 화두로 떠오르고 있는 것이 '자율신경Autonomic nervous'입니다. 벌써 어렵지요? 차가 자율주행하는 것처럼 내장기관을 자율 조절하는 신경이라고 생각하시면 이해가 조금 쉽습니다. 만성염증에서 해방되기 위해 반드시 챙겨야 할 부분이기도 하지요.

자율신경을 알기 위해 먼저 안쪽 손목에 손가락을 대고 맥이 뛰는 것을 느껴보세요. 맥박은 심박동을 반영합니다. 그다음 이마에 손바닥을 얹어봅니다. 온기가 느껴지나요? 가만히 코로 숨이 들어오고 나가는 것에 집중해 보세요. 평소에는 미처 인지하지 못했던 호흡을 느낄 수 있을 겁니다. 지금까지 느껴본 맥박, 체온 그리고 호흡을 모두 조절하는 것이 바로 자율신경입니다. 맥박, 체온, 호흡, 혈압을 4대 바이털 사인Vital sign이라고 하는데, 인간에게 목숨이 붙어 있음을 나타내는 가장 기본적인 표징이라고 할 수 있습니다.

우리 몸의 기능과 활동을 지배하는 신경은 크게 두 가지로 나뉩니다. 하나는 팔다리를 움직이는 것처럼 내 의지대로 몸을 움직이는 '체성신경Somatic nervous'이며, 다른 하나는 바이털 사인이나 내장기관의 작동처럼 내가 시키지 않아도 자율적으로 알아서 작동하는 '자율신경'입니다.

자율신경은 인간이 자는 동안이나 특별히 주의를 기울이고 있지 않는 순간에도 자율적으로 심박동을 조절하고, 호흡을 조절하고, 체온을 조절하고, 혈압을 조절합니다. 만약 인간에게 자율신경이 없었다면 매초 매 순간마다 이것들을 조절하느라 다른 어떤 일도 못 할 거예요. 자율신경은 심지어 식물인간 상태에서도 심장을 계속 뛰게 하는 등 살아 있는 동안 혼신의 힘을 다합니다.

자율신경은 흉선과 골수에 해당하는 1차 면역기관과 림프절, 비장, 조직 등을 포함하는 2차 면역기관 모두에 분포되어 있습니다. 염증세포에 의한 자극이 뇌신경으로 전달되면 자율신경이 협응하여 염증을 억제하는 항염증 작용을 시작합니다. 최근 면역균형이 무너진 염증성 장질환이 있는 환자들과 정상군을 비교한 10개의 연구를 메타분석하여 자율신경과의 연관성을 살펴본 결과가 발표되었는데, 염증성 장질환이 있는 그룹에서 자율신경의 불균형이 현저히 높게 나타났습니다.

자율신경은 면역염증 반응의 최전선인 장과 사령탑인 뇌를 연결하는 연결망 역할을 합니다. 만성염증에서 탈출하기 위한 또 다른 해답이 바로 여기에 있습니다.

자율신경에도 음양이 있습니다

한의학에서는 우리 몸과 마음이 균형을 이룰 때를 가장 건강하고 아름다운 상태로 봅니다. 우리 몸은 각 부위, 요소마다 음양陰陽이 협응하며 서로 적절한 균형을 이루고 있습니다.

음양은 자율신경에도 존재합니다. 양陽의 속성을 띠는 '교감신경'과 음陰의 속성을 띠는 '부교감신경'이 그것이지요. 자율신경을 움직이는 자동차에 비유하면, 교감신경은 차를 달리게 하는 액셀레이터, 부교감신경은 차를 멈추게 하는 브레이크의 역할을 한다고 말할 수 있습니다. 액셀과 브레이크가 서로 협력하고 작동해야 안전하게 목적지까지 갈 수 있을 뿐 아니라, 도로

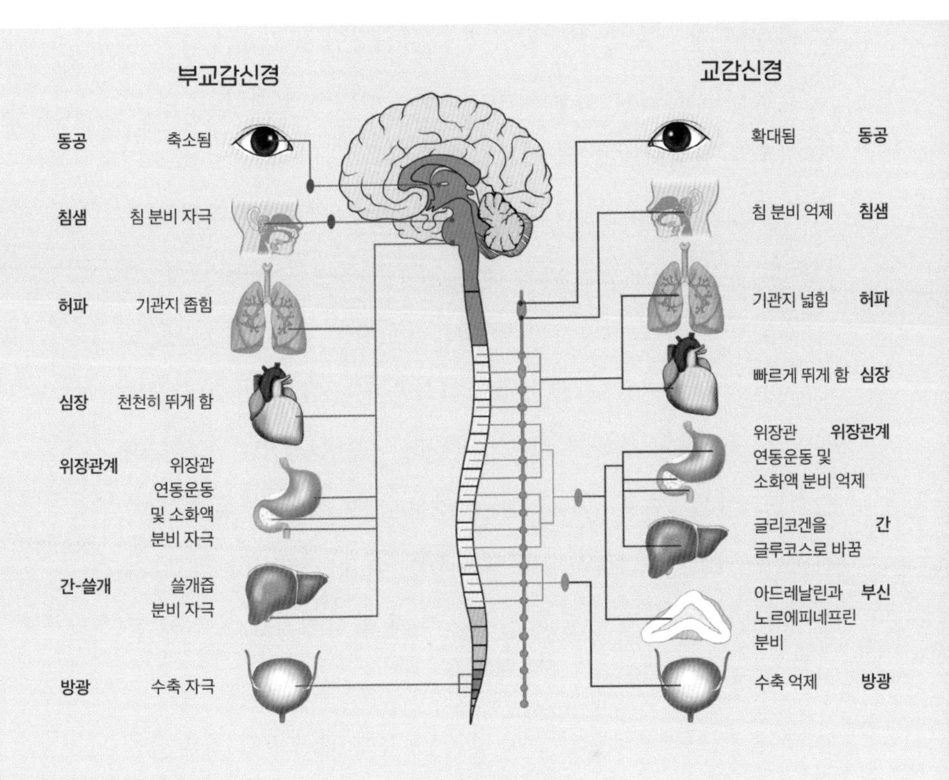

〈자율신경계〉

상황에 맞게 속도와 방향을 조절할 수 있습니다.

그림에서 보는 것처럼 교감신경은 척수에서부터 시작해 눈, 침샘, 심장, 기관지, 위장, 간, 부신, 방광 같은 배 안의 내장기관으로 분지를 뻗어 모든 기관의 작동을 지배하는데, 노르에피네프린Norepinephrine과 에피네프린Epinephrine이라는 신경전달물질로 각 기관에 신호를 전달합니다. 교감신경이 흥분하면 어떤 증상들이 나타날까요? 심장이 빨리 뛰고, 혈압이 올라가고, 더 많은 산소를 흡입하기 위해 기관지가 확장되고, 더 많은 것을 보기 위해 동공이 확장되고, 근육에 더 많은 혈액을 보내기 위해 말초 혈관도 확장됩니다.

반면 브레이크 역할을 하는 부교감신경은 주로 에너지를 보존하기 위해 작용합니다. 부교감신경은 3, 7, 8, 10번 뇌신경의 신경세포와 엉치 부분의 척수에서부터 나온 신경으로 구성되어 있으며, 아세틸콜린Acetylcholine이라는 신경전달물질로 신호를 전달하는데요. 부교감신경이 흥분하면 심장이 천천히 뛰고, 호흡이 완만해지고, 눈물샘과 침샘 분비가 활발해지고, 소화액 분비가 왕성해지면서 식욕이 돌고, 성욕이 증가합니다.

부교감신경은 교감신경과 같은 장기에 분포하며 길항작용(상반되는 2가지 요인이 동시에 작용하여 그 효과를 서로 상쇄시키는 작용)을 하는데, 예를 들어 교감신경이 심장박동을 촉진하면 부교감신경은 심장박동을 억제하는 식입니다. 단, 땀샘, 관상동맥, 콩팥 같은 일부 기관은 교감신경의 지배에 의해서만 주로 작동합니다.

교감신경은 하루 중 양의 구간에 해당하는 아침부터 오후 시간대까지 활성화됩니다. 해가 지는 음의 구간에 들어서면 반대로 부교감신경이 활성화되지요. 이렇듯 교감신경과 부교감신경은 세력이 변화하면서 서로를 견제하고 또 협응합니다. 상황에 따라 시시각각 섬세하게 반응하면서 우리 몸을 위험으로부터 보호하고 염증을 조절하는 작용을 합니다.

교감신경이 지나치게 항진되거나 부교감신경이 저하되어 있으면 면역기능이 떨어져서 염증이 빈번하게 생길 수 있습니다. 반대로 교감신경이 피로해 저하증이 있다면 염증을 억제하지 못해서 과잉염증이 나타납니다. 자율신경과 면역염증 반응은 떼려야 뗄 수 없는 관계입니다.

원인 없는 병은 없습니다

신경성 위염, 신경성 장염, 신경성 두통처럼 앞에 '신경성'이라는 꼬리표를 달고 있는 질환은 스트레스를 받으면 생기는 염증을 뜻합니다. 어딘가 모르게 아파서 병원에 가면 대부분 '별다른 원인이 없습니다. 그냥 스트레스받지 말고 식사 잘하세요' 하는 진단뿐인 경우가 많으셨을 겁니다. 그리고 원인 치료가 아닌 즉각적인 증상만 다스리는 진통제나 소염제, 지사제 같은 대증치료만 받았던 경험이 있으셨을 거예요. 이 경우 당장은 증상이 완화될 수 있지만 조만간 다시 재발할 수 있습니다. 원인이 제거되지 않았으니까요.

퇴사 후 국가 고시를 준비 중이던 30대 후반의 남성 환자분이 병원을 찾아오셨습니다. 그는 시험공부를 시작하면서 원인 모를 복통과 설사에 시달리게 되었는데, 심한 날에는 하루에 설사를 5번 이상 한 적도 있다고 합니다. 버스를 타도 화장실에 가고 싶을까 봐 항상 불안하고, 모의고사를 보기 전에는 지사제를 미리 먹어야 할 정도였지요. 혹시나 하여 위나 장 내시경을 해보았는데 약간의 염증 소견만 보일 뿐 큰 이상이 없고, 병원에서 위장약, 장약을 처방받아 먹어도 큰 차도가 없는 상태라고 털어놓았습니다.

이 환자의 자율신경 검사 결과는 스트레스 지수가 매우 높고, 이로 인해 신경이 극도로 피로한 상태로 나타났습니다. 만성 스트레스가 지속되면서 교감신경 기능이 정상범위 이하로 뚝 떨어져 있었습니다.

환자분에게 "만성장염의 원인은 장에 있는 것이 아닙니다. 자율신경에 있습니다. 장이 아닌 자율신경을 치료해야 병이 나을 수 있습니다"라고 설명해 드렸지요. 곧바로 자율신경의 피로를 회복하는 치료를 실시했고, 자율신경이 서서히 회복하자 자연스럽게 장까지 좋아지게 되었습니다. 이후 배변 횟수는 하루에 1~2회 정도로 확 줄었으며, 식사 후 급박하게 변의를 느끼는 증상도 사라졌습니다. 이분과 비슷한 예로 고3 수험생 중에서도 스트레스성 장염이나 잦은 변비와 설사에 시달리는 친구들이

스트레스 지수 측정 결과

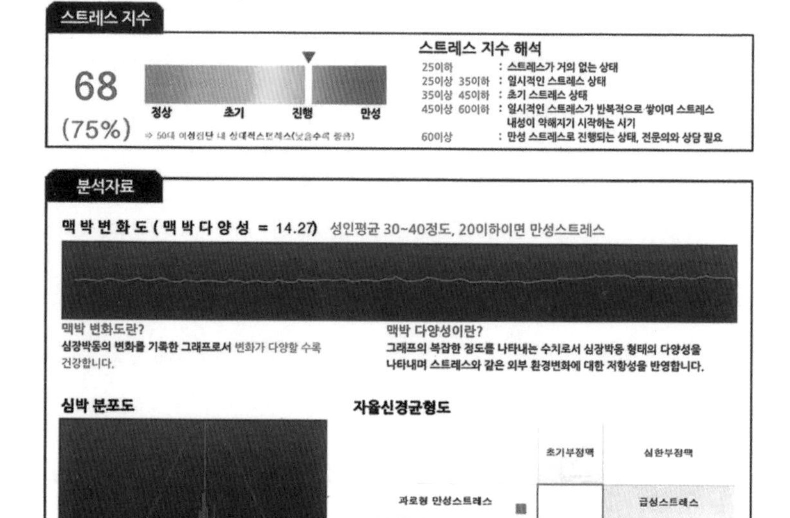

스트레스 지수

68
(75%)

정상 / 초기 / 진행 / 만성

⇨ 50대 여성집단 내 상대적스트레스(낮을수록 좋음)

스트레스 지수 해석

25이하	: 스트레스가 거의 없는 상태
25이상 35이하	: 일시적인 스트레스 상태
35이상 45이하	: 초기 스트레스 상태
45이상 60이하	: 일시적인 스트레스가 반복적으로 쌓이며 스트레스 내성이 약해지기 시작하는 시기
60이상	: 만성 스트레스로 진행되는 상태, 전문의와 상담 필요

분석자료

맥 박 변 화 도 (맥 박 다 양 성 = 14.27) 성인평균 30~40정도, 20이하이면 만성스트레스

맥박 변화도란?
심장박동의 변화를 기록한 그래프로서 변화가 다양할 수록 건강합니다.

맥박 다양성이란?
그래프의 복잡한 정도를 나타내는 수치로서 심장박동 형태의 다양성을 나타내며 스트레스와 같은 외부 환경변화에 대한 저항성을 반영합니다.

심박 분포도

자율신경균형도

초기부정맥 / 심한부정맥
과로형 만성스트레스 / 급성스트레스
질병형 만성스트레스 / 만성스트레스

심박변이(HRV)의 분포를 그림으로 나타낸 것입니다.
홀쭉한 삼각형으로 분포가 되면 과다 스트레스 상태입니다.
동그란 삼각형 영역 안쪽을 막대로 충분히 채울 수록 건강합니다.

스트레스의 유형을 나타냅니다. 결과 값이 붉은 박스의 가운데 위치할 수록 건강합니다.

상세분석

LF
교감활성 (연령평균)
- 긴장, 흥분상태에서 높게 표시 (초록색 표준 범위에서 낮게 표시될 수록 좋음)
0 2 4 10 / 5.3

HF
부교감활성 (연령평균)
- 분노, 근심, 공포상태에서 낮게 표시 (초록색 표준 범위에서 높게 표시될 수록 좋음)
0 2 8 10 / 4.8

LF/HF
자율신경균형 (연령평균)
- 자율신경의 균형정도 (초록색 표준 범위 내에 있으면 정상)
0 3 4 5 / 1.1

Mean BPM
평균맥박
- 1분당 평균 심박수 (초록색 표준 범위 내에 있으면 정상)
40 100 120 140 / 78.8

SDNN
맥박표준 편차
- 외부 환경에 대한 적응력 (초록색 표준 범위에서 높을 수록 좋음)
0 120 150 / 29.4

RMSSD
평균편차
- 분노, 근심, 공포 상태에서 낮게 표시됨 (초록색 표준 범위에서 높을 수록 좋음)
0 90 120 150 / 11.3

〈자율신경 검사지〉

꽤 많습니다.

원인 없는 병은 없습니다. 나뭇잎이 시들었을 때 근본 원인이 어디 있는지 찾으려면 나무 뿌리까지 살펴봐야 하는 것처럼, 증상이 드러난 곳은 장이더라도 원인은 다른 곳에 깊이 자리하고 있을 수 있습니다.

누구든 스트레스가 지속되면 자율신경의 균형이 무너지고, 보통은 자율신경이 지배하는 장기 중 내가 가장 약하게 타고난 장기에서 염증이 발생합니다. 장이 약하면 장염, 위가 약하면 위염, 방광이 약하면 방광염 증상으로 드러날 가능성이 높습니다. 눈앞의 증상만을 쫓기보다는 염증을 만성적으로 일으키는 원인을 치료해야 병이 낫습니다.

자율신경이 내 몸에 보내는 위험신호

이쯤 되면 건강과 염증 해방에 자율신경이 상당히 중요하다는 사실을 눈치채셨을 거라 생각합니다. 그렇다면 자율신경에 문제가 생겼을 때 빨리 알아차리고 대처하는 것이 중요할 텐데요. 다행스럽게도 자율신경 역시 다른 장기와 마찬가지로 균형이 깨지면 우리 몸에 SOS 신호를 보냅니다. 그 신호를 가장 예민하게 감지할 수 있는 부위가 바로 '심장'입니다. 이유 없이 가슴이 두근거리고, 불안하고, 심장이 빨리 뛰거나 가슴이 답답한 증상들이 대표적입니다. 병원에 가면 별다른 문제가 없다고 진단받는 경우가 대부분이고요. 하지만 분명 이상 증상을 느꼈으니, 이는 내 몸 어딘가에 문제가 발생했다는 신호입니다. 이때는 교감신경과 부교감신경의 균형이 깨진 상태, 즉 '자율신경 실조증Autonomic dysfunction'을 의심해 볼 수 있습니다.

최근 코로나19 백신 접종 후나 감염 이후 자율신경의 균형이 깨져서 진료실을 찾는 분들이 적지 않습니다. "백신을 맞고 난 후부터 가슴이 답답하고 두근거려요." "코로나19에 걸린 이후로 갑자기 실신하는 증상이 생겼는데 원인을 모른다고 해요." 이런 증상들이 정확히 백신 접종이나 코로나19 감염 후부터 생겼다면 이로 인해 초래된 면역반응이 자율신경에 영향을 끼쳤을 확률이 높습니다. 물론 모든 사람이 같은 상황에서 후유증이 생기는 것은 결코 아닙니다. 예민한 신경을 타고난 사람이나 신경의 노화가 많이 진행된 장년층 혹은 평소 만성 스트레스로 신경이 매우 피로한 상태였다면 백신이나 코로나19 감염으로 인한 면역반응이 신경에 스트레스를 일으켜 자율신경 실조증으로 이어졌을 가능성이 높습니다.

자율신경에 생기는 불균형은 사람에 따라 다양한 형태로 발현됩니다. 교감신경이 치솟는 상태가 지속되면 혈압이 오르고, 목덜미가 뻣뻣해지고, 심장이 빨리 뛰고, 침이 바짝바짝 마르는, 마치 '화가 난 사람'에게서 보이는 신호들이 나타납니다. 입맛도 사라지고 잘 체하거나 소화가 안되며 불면증이 생기기도 합니다. 원인불명의 미열이 지속되는 경우도 있지요. 이런 상태를 자율신

교감신경 우세형	부교감신경 우세형
혈압 상승 빠르게 뛰는 심장 위액 감소로 인한 소화 불량 불면증	기립성 저혈압 느리게 뛰는 심장 분비물 감소로 인한 건조증 무기력감과 우울감 증가

경 실조증 중에서도 '교감신경 항진'이라고 하고, 이런 패턴이 자주 나타나는 유형의 사람을 '교감신경 우세형'이라고 합니다.

반대로 부교감신경이 치솟는 상태가 지속되면 심박수가 느려지고 기립성 저혈압이 잘 생깁니다. 또 실신, 무기력이나 우울감, 잦은 체기나 복통, 설사, 월경통, 피부에 두드러기나 알레르기 등이 나타나기도 합니다. 특히 컨디션이 떨어졌을 때 이런 증상들을 자주 느끼실 겁니다. 이는 자율신경 실조증 중에서도 '부교감신경 항진'일 때 잘 나타나는 증상들이며, 이런 패턴이 반복되는 사람은 '부교감신경 우세형'일 가능성이 높습니다. 이런 분들은 간혹 주사를 맞거나 침 치료 후 갑자기 어지럼증을 느끼면서 실신하기도 합니다. 부교감신경 중 하나인 미주신경이 극도로 흥분하면서 혈압이 급격하게 떨어지고 이로 인해 뇌혈류가 감소하면서 생기는 미주신경성 실신이지요.

나도 혹시 자율신경 실조증인지, 그렇다면 관리를 어떻게 해야 하는지 지금부터 알아보겠습니다.

나도 혹시
자율신경 실조증인가?

자율신경 실조증은 보통 한 가지가 아니라 두세 가지 증상이 동반하여 나타나는 경우가 많습니다. 자율신경이 한 가지 장기만 지배하는 것이 아니라 우리 몸의 심장, 폐, 위장, 대장, 방광, 자궁 등 내장기관과 체온, 혈압, 체온, 맥박까지도 조절하기 때문이지요. 그래서 자율신경 실조증이 발생하면 전신 건강이 무너지는 것입니다. 반대로 자율신경이 회복되면 전신 건강이 회복됩니다.

'혹시 나도 자율신경 실조증이 아닐까?' 자율신경 실조증이 의심된다면 병원에 가지 않고 집에서 먼저 테스트해 볼 수 있습니다. 앞서 여러 장기 중에서 교감신경과 부교감신경의 세력 균형이 즉각적으로 민감하게 드러나는 곳이 '심장'이라고 했습니다.

따라서 가장 간단한 방법은 자신의 맥박수를 재는 것입니다. 맥은 너무 빠르게 뛰어도 너무 느리게 뛰어도 문제가 됩니다. 심장 상태를 반영하는 곳이 곧 맥이니까요. 평소 자신의 맥박수를 체크해 둔다면 자율신경 상태를 가늠해 볼 수 있는 지표로 삼을

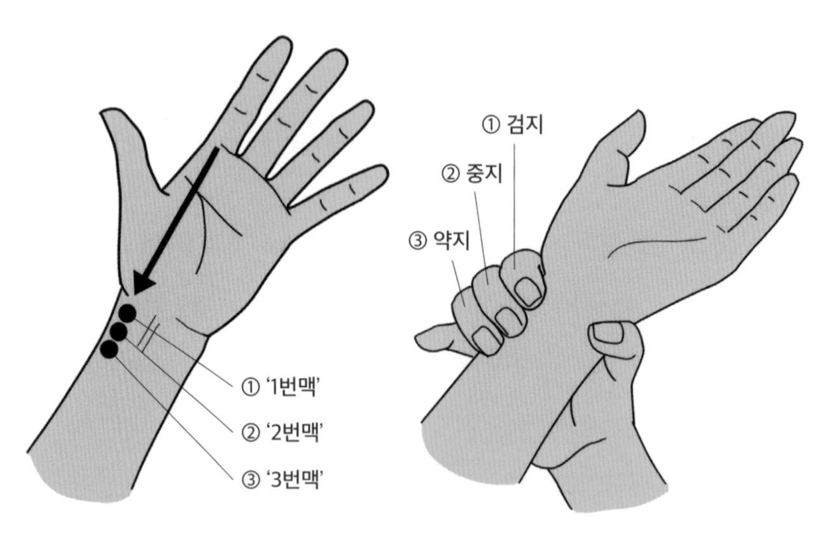

1 왼쪽 손목에서 요골동맥의 위치를 확인한다.

2 오른손으로 왼쪽 손목을 가볍게 쥔다. 이때 오른손 검지가 '1번맥', 중지가 '2번맥', 약지가 '3번맥'의 위치에 오게 한다.

〈자가 맥진법〉

수 있습니다. 한의학에서는 맥을 짚는 맥진으로 맥박수뿐만 아니라 맥이 뜨고 가라앉음, 긴장되거나 늘어짐 등 맥상 전체를 살피지만 의료인이 아니라면 우선 맥박수만 확인해도 좋습니다.

방법은 편안하게 앉은 상태에서 왼손 바닥을 천장을 향하게 놓은 뒤 오른손으로 왼쪽 손목을 감싸듯 쥡니다. 그리고 검지, 중지, 약지 세 손가락을 요골동맥(손목 아래 엄지손가락 라인을 따라 내려가는 혈관) 위에 얹어보세요. 손끝으로 맥이 뛰는 지점을 찾다 보면 느껴질 겁니다. 10초 동안 맥이 뛰는 횟수에 6을 곱하면 대략 1분 동안의 맥박수를 계산할 수 있는데, 정확한 측정을 위해서는 약 3번 정도 측정한 뒤 평균값을 내는 것이 가장 좋습니다. 안정 시 측정값을 기준으로 성인의 맥박수는 분당 60~80회 정도 뛰는 것을 가장 건강한 상태로 봅니다.

맥이 너무 빠르거나 느리다면 그리고 이와 함께 내가 느끼는 자각 증상들이 동반된다면 자율신경의 불균형이 시작되었음을 의미합니다.

미병,
질병과 건강 사이

운동을 하면 맥박은 당연히 더 빨라집니다. 그런데 운동이나 큰 움직임이 없는 상태에서도 맥박이 마치 운동 중인 것처럼 빠르게 뛰면 어떻게 될까요? 몸은 쉬고 있는데 심장은 쉬지 못한 채 빠르게 뛰니 심장에 많은 부담이 가해지고, 이 부담은 오롯이 혈관에 전달됩니다.

실제로 연구 결과들을 살펴보면 안정 시 맥박을 분당 60~89회로 유지하는 그룹보다 90회 이상 뛰는 그룹의 심혈관질환 발생률과 심근경색으로 인한 사망률이 2.7배나 높은 것으로 나타났습니다. 당뇨 위험도 3배 이상 높아지고요. 유방암 환자를 추적 관찰한 연구에서도 1분 맥박수가 85회 이상이면 65회 이하인 사람보다 재발률이 높고 생존율은 낮은 것으로 밝혀졌습니다. 그러니까 심장이 계속 불필요하게 빨리 뛴다면 이는 수명을 단축하는 일이 됩니다.

대체로 심장을 조절하는 자율신경에 불균형이 찾아오면 맥박이 지나치게 빨라지거나 느려집니다. 더 나아가 자율신경의 불균형 정도가 얼마나 심한지, 교감신경 우세인지 부교감신경 우세인지 등 좀 더 정확히 알아보려면 병원에서 자율신경검사를 해보면 됩니다. 제 경우 방문하는 거의 대부분의 환자분들에게 자율신경검사를 시행하고 있는데, 개인의 건강 상태를 평가하는 데 많은 도움이 됩니다. 자율신경검사는 한의원이나 가정의학과 등에서 받을 수 있습니다.

사실 자율신경 실조증은 당사자는 불편한 증상들을 느끼더라도 혈액검사나 X-ray, 위내시경, 심장검사 등의 결과에서는 별다른 이상이 없다고 나오는 경우가 많습니다. 한의학에서는 이러한 상태를 '미병未病'이라고 봅니다. 미병은 글자 그대로 '아직 질병은 아니지만 그렇다고 건강하지도 않은 상태'를 말합니다. 미병은 질병과 건강 사이에 위치합니다. 내가 어떻게 하느냐에 따라 건강 쪽으로 나아갈 수도 있고, 심각한 질병으로 진행될 수도 있는 상태라는 뜻입니다.

그렇기 때문에 자율신경에 이상 징후가 나타난다면 결코 방치해서는 안 됩니다. 적극적으로 관리해서 다시 좋은 상태로 회복하는 것이 중요합니다. 그래야만 만성염증에서도 멀어질 수 있습니다. 자율신경 실조증을 회복시키는 데 좋은 음식들은 2부에서 소개하도록 하겠습니다.

하루 1분,
꿀벌 호흡의 기적

스트레스가 많은 현대인은 신경피로가 항상 심하기 때문에 자율신경 실조증이 잘 생길 수밖에 없습니다. 그리고 더 진행되면 암이나 치매 같은 돌이킬 수 없는 질병으로 나아갈 가능성이 높아지므로 교감신경과 부교감신경의 불협화음이 나타날 때마다 적절하게 조율하는 것이 매우 중요합니다. 아프기 전에 자율신경의 리듬을 잘 챙긴다면 더 좋겠지요. 자율신경이 건강하면 내가 애를 쓰고 노력하지 않아도 신경이 알아서 내 몸을 가장 쾌적하고 건강한 상태로 유지시켜 줄 테니 말입니다.

시시각각 발생하는 자율신경의 불협화음을 튜닝해서 만성

염증을 다스리는 데 도움이 되는 가장 쉽고 강력한 도구는 바로 '호흡'입니다. 혈압이나 맥박, 체온, 장운동은 내가 제어할 방법이 없지만 호흡만은 조절이 가능합니다. 호흡은 의식 없이도 이루어지지만 의식을 하면 빨리 또는 천천히, 깊게 또는 얕게 조절할 수 있습니다. 앞서 교감신경은 호흡을 얕고 빠르게 작동시키며, 부교감신경은 깊고 천천히 작동시킨다고 했지요. 스트레스를 받아 호흡이 얕고 빨라질 때 의식적으로 호흡을 천천히 또 깊게 한다면 부교감신경의 작용을 활성화함으로써 자율신경이 균형을 회복하도록 이끌 수 있습니다.

평상시에는 숨을 쉬고 있다는 것을 잊고 지내는 시간이 대부분입니다. '호흡하기'는 어렵고 특별한 것이 아니라 내가 숨을 쉬고 있다는 것을 알아차리는 것에서부터 시작합니다. 밖에서 일어나는 여러 일들이나 스트레스, 걱정, 불안 속에서 떠돌고 있던 내 의식을 꺼내 호흡에 두면 들숨, 날숨의 감각을 느낄 수 있습니다. 이것이 호흡하기의 시작입니다. 호흡만 제대로 해도 무너진 자율신경을 단 1분 만에 회복할 수 있습니다.

호흡법은 매우 다양한데, 그중에서도 갑작스러운 스트레스로 교감신경이 폭주할 때 활용하기 좋은 '꿀벌 호흡법Bee breathing'을 소개합니다. 마치 벌이 날아다니는 듯한 허밍 소리를 낸다고 하여 붙여진 이름입니다.

((꿀벌 호흡법 따라 하기))

① 앉거나 누운 상태에서 편안한 자세를 취한다.

② 평소대로 자연 호흡을 몇 번 들이쉬고 내뱉는다.

③ 입을 다문 상태에서 코로 숨을 마신다.

④ '훔(Hum)'이라는 소리를 내면서 숨을 천천히 내쉰다. 소리가 사그라 들 때까지 진행한다.

⑤ 5회 반복한 뒤 평소의 자연 호흡으로 돌아와 들숨과 날숨을 편안하게 느껴본다.

초보자라면 처음에는 호흡을 느끼는 것조차 어렵게 느껴질 수 있습니다. 이럴 때 한 손은 가슴, 다른 한 손은 배에 얹고 들숨과 날숨을 천천히 느껴보길 바랍니다. 코로 숨을 마시면 배가 볼록해지고 훔~ 소리와 함께 숨을 뱉으면 배가 홀쭉해지는 걸 느낄 수 있습니다. 들이마시는 숨보다 내쉬는 숨을 더 오래 유지하면 이완작용이 증가되어 효과가 더 좋습니다. 마음속으로 하나, 둘, 셋, 넷… 세면서 숨을 마시고, 하나, 둘, 셋, 넷… 세면서 숨을 뱉어보세요. 좀 더 편안하게 호흡운동을 진행할 수 있을 겁니다.

꿀벌 호흡을 할 때 주의할 점도 있습니다. 가슴에 압박감을 느낄 만큼 또는 얼굴이 빨개질 만큼 강제로 호흡을 길게 이어가면 오히려 부작용이 생길 수 있다는 겁니다. 반드시 무리하지 않는 선에서 호흡과 소리를 유지하세요. 또한 스트레스로 인해 교감신경이 항진될 때 이완을 돕는 호흡법이므로, 부교감신경 우세형인 분들에게는 적합하지 않습니다.

꿀벌 호흡은 산스크리트어로 '브라마리 호흡Bhramari pranayama'이라고 하는 호흡 테크닉입니다. 소리를 내면서 숨을 뱉으면 애쓰지 않아도 자연스럽게 숨이 길어지고, 스트레스나 어지러운 마음을 진정시키는 데 효과가 있습니다.

스트레스 상황이 길어지면 만성 스트레스로 발전하고 교감신경 기능이 저하되어 병이 깊어집니다. 만성피로와 만성염증도 동반하게 되지요. 이 상태에 다다르면 꿀벌 호흡만으로는 효과를 보기 어려워집니다. 그렇게 되기 전에 스트레스를 쌓아두지 않도록 수시로 호흡하며 신경을 다스리는 연습을 해두시길 바랍니다.

자율신경을 살리는 운동법

자율신경의 신경절들은 목부터 꼬리뼈까지 척추를 따라 분포되어 있습니다. 그래서 척추가 바로 서야 합니다. 특히 자율신경을 방해하는 자세는 '굽은 등'입니다. 복부의 근육은 수축되고 등 근육은 계속 이완된 상태, 이 상태가 이어지면 척추측만증으로 발전하기도 합니다. 문제는 척추가 틀어지거나 등이 굽으면 자율신경 기능에 영향을 끼쳐 두통, 위장장애, 변비, 생리통 같은 증상들이 나타난다는 사실입니다.

그렇게 되기 전에 관련 부위의 틀어짐을 교정하고 근육을 단련시키는 것이 중요합니다. 지금부터 알려드릴 '등배운동'은 자율신경을 튼튼하게 만들기 위해 반드시 해야 하는 운동입니다. 말 그대로 등과 배를 동시에 단련하는 운동인데요. 그중에서도 가장 추천하는 동작은 '제기차기'입니다. 매일 꾸준히 하면 등의 결린 근육을 풀어주고 척추를 바로 세움으로써 자율신경 기능을 강화하는 데 많은 도움을 줄 수 있습니다.

동작은 총 3단계로 1단계 앞발차기, 2단계 뒷발차기, 3단계 끌어차기로 진행됩니다.

제기차기 운동을 처음 하는 분들은 각 단계를 매일 한 세트씩만 진행하다가 익숙해지면 세트 수를 늘려가는 게 좋습니다. 많이 하는 것보다 동작을 제대로 했을 때 자율신경을 건강하게 단련하는 등배운동의 효과를 경험할 수 있습니다. 단, 척추질환이 있는 경우 무리하게 따라 하지 말고 자신이 움직일 수 있는 가동 범위 안에서만 안전하게 운동하세요.

〈제기차기 운동법〉 영상입니다.
참고하여 동작하시길 바랍니다.

제기차기 1단계: 앞발차기

QR코드 영상_ 2:00 ~ 3:45

제기를 차듯 양발로 손을 치는 동작입니다. 제기차기 운동의 가장 기본 동작인데, 주의할 것은 단순히 발만 들어 올려 손을 치는 것이 아니라 등과 배 근육이 이완되거나 수축될 수 있도록 몸통을 함께 움직여야 한다는 것입니다.

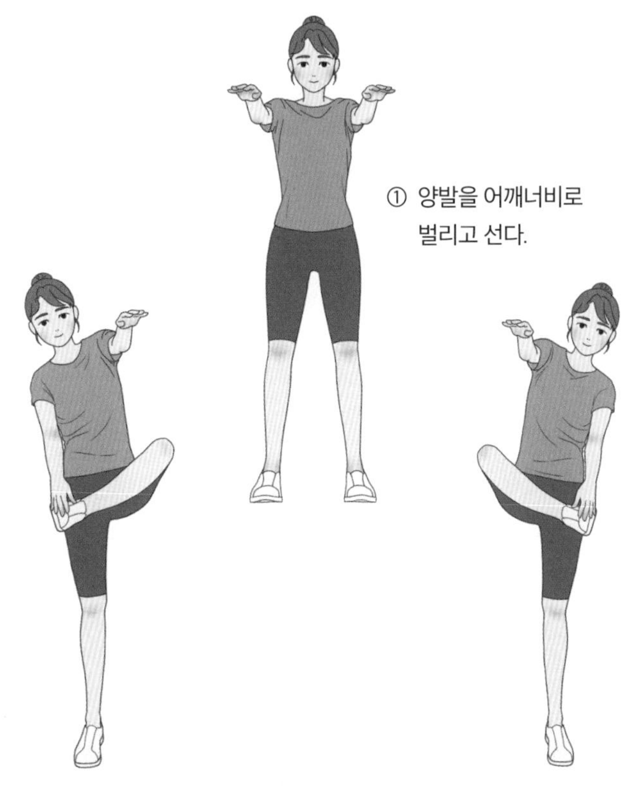

② 어깨에 힘을 빼고 양팔을 편안하게 앞으로 들어 올린다.

③ 제기를 차듯 한 발씩 들어 반대쪽 손바닥을 친다. 총 10회 1세트 진행한다.

제기차기 2단계: 뒷발차기

QR코드 영상_ 3:46~5:23

뒷발차기를 할 때도 등과 배 근육이 많이 사용됩니다. 팔을 위아래로 뻗을 때마다 등 근육이 함께 이완되는 것을 충분히 느껴보시길 바랍니다. 뒷발을 좌우 번갈아 차는 동작을 통해 좌우로 틀어진 등 근육들이 스스로 자리를 잡아갈 겁니다. 동작을 완전히 익힐 때까지 천천히 따라 하며 근력을 키워주세요.

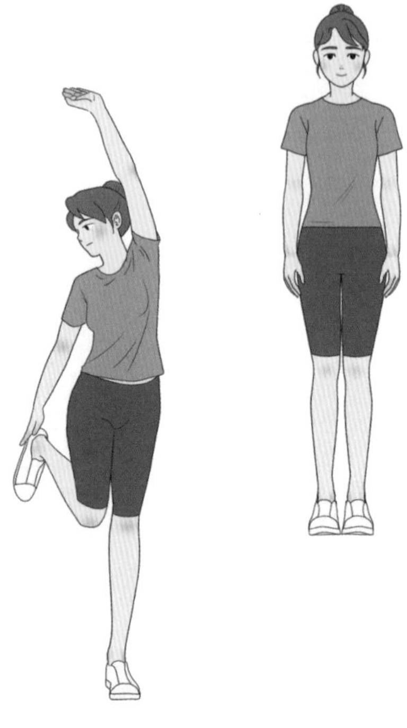

① 양발을 모으고
바로 선다.

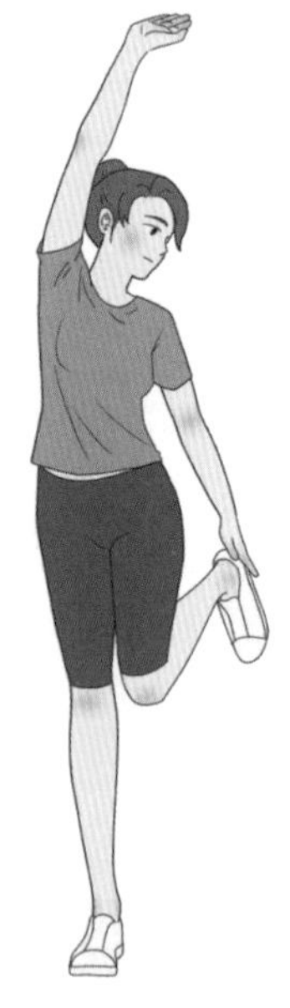

② 오른발을 뒤로 차올림과 동시에 오른손은
아래로 뻗어 박수 친다. 이때 왼손은 천장을
향해 쭉 뻗고 손바닥은 천장을 보게
뒤집어준다. 시선은 차올린 발바닥을 향한다.

③ 반대쪽도 같은 방식으로
실시하면 1회 완성!
총 10회 1세트 진행한다.

제기차기 3단계: 끌어차기

QR코드 영상_ 5:25~8:12

끌어차기 동작부터 난도가 조금 올라가 따라 하기 버거운 분들도 계실 겁니다. 동작을 생각하며 천천히 리듬을 익혀보길 바랍니다. 이 동작을 통해 평소 잘 사용하지 않아 굳어 있던 등 근육을 시원하게 풀어줄 수 있습니다. 틀어져 있던 척추뼈가 제 위치를 찾으면서 우두둑 소리가 날 수도 있으니 부드럽게 진행하길 바랍니다. 동작이 익숙해지면 양발을 더 넓게 벌려 가동 범위를 늘여 진행하세요. 유산소운동의 효과까지 볼 수 있습니다.

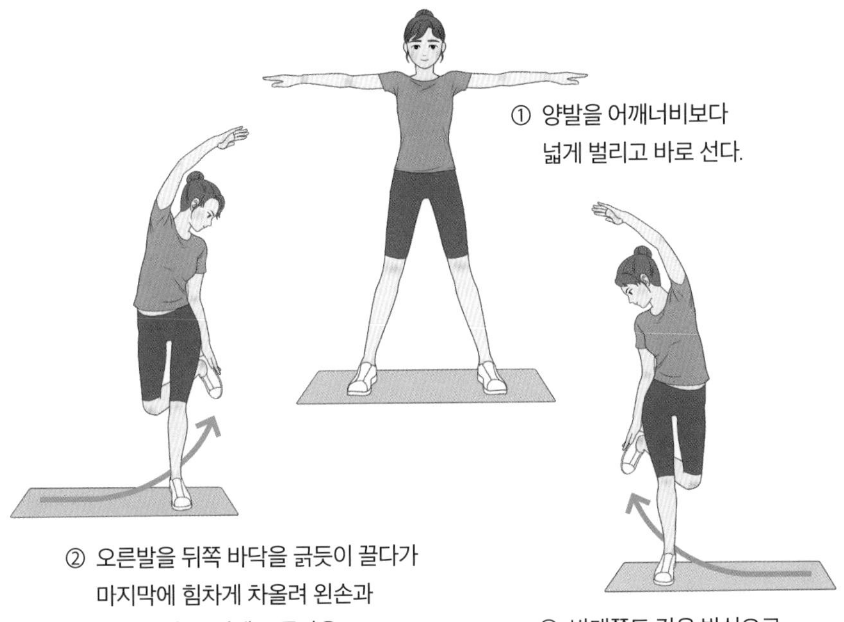

① 양발을 어깨너비보다 넓게 벌리고 바로 선다.

② 오른발을 뒤쪽 바닥을 긁듯이 끌다가 마지막에 힘차게 차올려 왼손과 박수 친다. 동시에 오른팔은 왼쪽으로 넘기면서 스트레칭한다. 시선은 차올린 발바닥을 향한다.

③ 반대쪽도 같은 방식으로 실시하면 1회 완성! 총 10회 1세트 진행한다.

4장

염증과 뱃살

뱃살은
만성염증 그 자체!

뱃살은 질병의 상징입니다. 전체적으로 살이 찌면서 배가 나오는 사람도 있지만, 팔다리는 가는데 유독 배만 볼록 나와서 고민인 사람도 많습니다. 뱃살은 왜 찌는 것이고 왜 나쁘다는 걸까요? 뱃살, 즉 복부비만은 복부 안쪽 내장기관 주변에 내장지방이 쌓이는 것인데, 이 내장지방이 범인입니다.

한때 의학계에서는 내장지방을 단순히 먹고 다 쓰지 못한 잉여 칼로리를 저장하는 창고쯤으로만 여겨왔습니다. 그런데 내장지방은 생각했던 것만큼 수동적인 존재가 아니었어요. 빙산의 일부가 녹듯 내장지방도 시시때때로 녹아 간문맥Hepatic portal vein이라는 장과 간 사이에 위치한 혈관을 타고 들어가 혈액 속을 자유롭게 돌아다닙니다. 그러면서 고지혈증을 유발하고 나쁜 콜레스테롤 수치를 증가시킵니다. 또한 췌장에서 분비한 인슐린 호르몬을 조직세포에서 밀어내기도 합니다. 이 때문에 인슐린은 있는데 작동하지 못하는, 인슐린 저항성을 생기게 해 당뇨를 발생시키는 데 큰 몫을 합니다.

여기까지만 해도 큰일인데 이보다 더 충격적인 사실이 하나 더 있습니다. 내장지방의 세포에서 아디포카인Adipokine이라는 염증물질을 분비한다는 것입니다. 그래서 뱃살을 계속 달고 있으면 만성염증 상태에 빠지게 됩니다. 다시 말해 뱃살은 만성염증 그 자체입니다. 만성염증은 혈관을 공격하는 성질이 있어서 혈관벽에 상처를 내고, 혈액을 탁하게 해서 소위 '피떡'이라고 말하는 혈전을 생기게 합니다. 면역계를 교란시키고 암 발병률을 높입니다.

또 유사 호르몬처럼 작용하는 각종 환경독소는 지방에 친화적이기 때문에 몸 안에 들어오면 바로 이 내장지방에 차곡차곡 쌓입니다. 결국 뱃살은 호르몬 교란을 초래하여 생식기능을 떨어뜨리고 자궁에 혹이 생기게 하여 자궁근종 같은 질환의 원인이 되기도 합니다.

지금 당장 배를 꼬집어보세요

하지만 배가 좀 나왔다고 해서 무조건 걱정할 필요는 없습니다. 복부에는 두 개의 서로 다른 지방이 쌓여 있는데요. 피부 껍질 바로 밑에 '피하지방', 그 밑의 근육층을 지나 복강 내로 들어가면 내장 사이사이에 '내장지방'이 자리 잡고 있습니다. 옆에서 보면 마치 3단 케이크 같은 모양이지요. 피하지방과 내장지방 중에서 만성염증의 주범이 되는 것은 내장지방입니다. 그렇기 때문에 내 뱃살에 어느 지방이 더 많이 쌓여 있는지를 확인해 보는 것이 좋습니다.

복부비만을 가장 정확하게 확인하는 검사 방법은 복부CT입니다. 그러나 이 검사는 시간과 비용이 드는 관계로 여러분은 집에서 간단히 할 수 있는 방법으로 확인해 보길 바랍니다.

지금 뱃살을 한번 꼬집어 보세요. '핀치 테스트Pinch test'라고 하는 진단법인데, 엄지와 검지로 뱃살을 꼬집어보는 것입니다. 잡히는 뱃살의 두께가 약 2cm 이상이면 피하지방 위주로 뱃살이 구성되었다고 보면 됩니다. 내장지방은 근육 밑에 있어 손가락으로는 잘 잡히지 않거든요.

허리둘레를 쟀을 때 남성은 90cm 이상, 여성은 85cm 이상이면 복부비만으로 진단하는데요. 핀치 테스트를 했을 때 허리둘레는 기준치 이상인데 뱃살이 딱딱해 잘 잡히지 않으면 내장지방일 가능성이 높습니다.

남성은 잉여 칼로리가 내장지방 위주로 쌓이기 때문에 복부비만이라도 내장지방 유형이 대부분이고요. 여성이라면 완경 이전까지는 여성호르몬이 작용해 아랫배나 허벅지, 엉덩이 쪽에 피하지방이 쌓이게끔 유도합니다. 하지만 식생활에 따라, 그리고 완경 후라면 피하지방과 내장지방이 함께 있는 혼합형이 많습니다.

염증 키우는 다이어트는 이제 그만!

내장지방이 쌓인다는 건 당뇨, 고지혈증, 지방간, 치매로 가는 지름길이 열렸다는 걸 의미합니다. 지금 복부에 내장지방이 두둑하게 쌓이고 있다면, 즉시 내장지방 다이어트를 시작하셔야 합니다. 하지만 무작정 굶는 다이어트를 해서는 안 됩니다. 갑자기 식사량을 줄이면 우리 몸은 비상사태라고 인식하고 에너지를 지방으로 비축하기 위해 안간힘을 쓰기 때문입니다. 지방을 빼기 위해 굶었는데, 몸은 반대로 작용하는 아이러니한 상황에 빠집니다.

체중계 숫자는 감소해서 살이 빠졌나 싶을 테지만 그건 근육

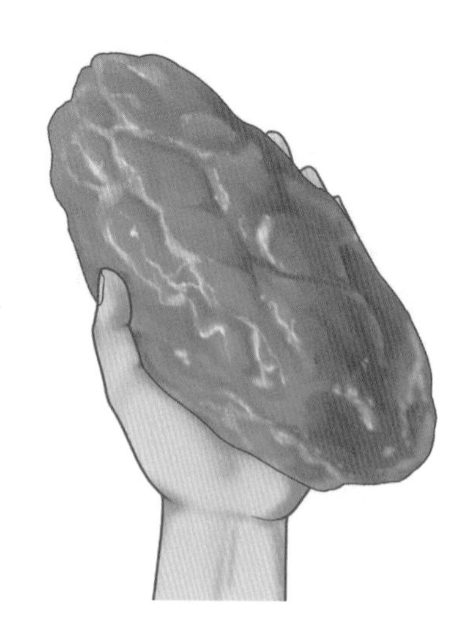

〈지방 1kg 모형〉

과 수분이 빠져나간 것일 뿐, 건강해지기는커녕 염증은 더 심해질 겁니다. 또 배고픔을 계속 참다 보면 언젠가 억눌렸던 식욕이 폭발하면서 요요가 찾아옵니다. 체중이 줄었다가 다시 급격히 늘어나는 것을 '요요 현상'이라고 하는데, 요요의 주된 원인이 바로 굶는 다이어트입니다.

요요 없이 다이어트에 성공하기 위해서는 단 2가지만 기억하시면 됩니다. 첫 번째, 다이어트를 한다는 사실을 몸에게 들키지 않게 하는 거예요. 내 몸이 위기의식을 느끼거나 지속적인 욕구불만 상태에 빠질수록 내장지방을 줄이기가 더 어려워집니다. 서서히, 개인차는 있겠지만 한 달 평균 2kg 감량을 목표로 하는 것이 가장 안정적입니다. 왼쪽의 지방 1kg 모형 그림을 보세요. 적은 수치 같지만 지방 2kg가 빠진다는 것은 내 몸에 있던 큰 지방 두 덩어리가 빠져나가는 어마어마한 일입니다.

두 번째는 근육 손실을 최소화한 다이어트를 목표로 삼아야 한다는 겁니다. 총 5kg이 빠졌는데 알고 보니 지방이 아닌 근육에서 빠진 거라면 실패한 다이어트라고 할 수 있습니다. 우리 몸에서 근육은 에너지를 태우는 역할을 하는데, 근육량이 줄어들면 조금만 먹어도 금방 살찌는 몸이 되거든요. '살이 잘 찌는 체질'은 곧 '염증이 잘 생기는 체질'입니다. 준비 없이 운동하게 되면 부상을 당하기 쉬운 것처럼 다이어트 역시 준비 없이 시작하면 건강이 악화될 수 있다는 점을 기억하시길 바랍니다.

내장지방 다이어트 10계명

복부비만인 사람이 만성염증에서 벗어나려면 먼저 뱃살부터 빼셔야 합니다. 그렇다고 해서 유행하는 각종 다이어트 방법이나 보조제에 제발 현혹되지 마세요. 몸에 가장 자연스럽고 지속할 수 있는 방법이어야 합니다. 다이어트는 결코 어렵지 않습니다.

지금부터 소개하는, 굶지 않고 내장지방을 가장 빠르게 뺄 수 있는 내장지방 다이어트 10계명을 실천해 보길 바랍니다.

1. 식사는 길게 하기

평소에 복부비만이라는 것이 뭔지 모를 정도로 뱃살이 잘 찌지 않는 사람들에게는 한 가지 공통점이 있습니다. 음식을 천천히 오래오래 씹어 먹는다는 것입니다. 반대로 살이 쉽게 찌는 사람들은 식사할 때 허겁지겁 급하게 먹는다는 특징이 있습니다.

빨리 먹을 경우 뱃살이 쉽게 찔 수밖에 없는데, 그 이유는 인슐린 때문입니다. 인슐린은 혈당을 처리하는 동시에 지방을 합성시키는 호르몬입니다. 급하게 먹는 속도만큼 혈당이 치솟고 이를 조절하기 위해 췌장에서는 인슐린을 과잉 분비하게 되는데요. 혈중 인슐린 수치가 높으면 지방이 쉽게 쌓여 살이 잘 찌는 체질로 변합니다.

식사를 20분 이상 천천히 하는 습관을 들이면 뱃살이 잘 찌지 않습니다. 일 때문에 바빠서 제때 식사를 못 하고 시간이 날 때 급하게 먹을 수밖에 없다는 분들이 있는데, 이런 경우 뱃살뿐 아니라 위장병까지 평생 달고 살 가능성이 높습니다. 건강을 위해서라도 20분의 식사 시간만큼은 확보하면 어떨까요?

2. 수시로 물 마시기

우리 몸에서 노폐물이 빠져나갈 수 있는 유일한 방법은 땀과 대변, 소변을 통해서인데 모두 물이 있어야만 가능합니다. 일단 노폐물이 잘 빠져나가야 좋은 것을 채울 수 있습니다. 노폐물을 비우고 활력을 주는 영양소로 채우는 순환 사이클이 활성화되면 신체의 흐름이 굉장히 원활해집니다.

특히 다이어트 기간에는 수시로 물을 마시는 것이 좋습니다. 물이 몸속으로 들어가면 우리 몸은 소화 흡수하고 대사시키고 배출하기 위해 바삐 움직입니다. 물을 대사시키는 과정에서도 칼로리가 소비됩니다. 그래서 물을 마시고 배출시키는 것만 잘 해도 다이어트 효과가 극대화됩니다. 또한 물을 마시면 장운동을 촉진해서 변비를 해소하는 효과도 얻을 수 있습니다.

3. 흰쌀밥을 현미밥으로 바꾸기

한국인은 쌀밥이 주식이기 때문에 밥이 다이어트에 가장 큰 영향을 줍니다. 그래서 매일 먹는 주식을 흰쌀밥에서 현미밥으로 바꾸는 것만으로도 뱃살 감량에 효과를 볼 수 있습니다.

혈당지수란 음식을 섭취한 뒤 혈당이 얼마나 빠르게 오르는

지를 수치화한 값, 좀 더 정확하게는 '공복 상태에서 포도당 50g을 섭취한 뒤 2시간 동안의 혈당 변화를 100으로 보고, 다른 탄수화물 식품 50g을 섭취했을 때 혈당 변화를 지수로 만든 것'을 말합니다. 백미와 현미는 칼로리 면에서는 큰 차이가 없지만 흰쌀밥의 혈당지수는 70, 현미밥의 혈당지수는 55로 현미밥의 혈당지수가 흰쌀밥보다 현저히 낮습니다. 그뿐만 아니라 현미밥은 꼬들꼬들한 식감이 있기 때문에 자연스럽게 오래 씹게 되지요. 그래서 식사 시간이 길어지는데, 보통 식사를 시작한 지 20분이 지나면 뇌에서 포만감을 느끼게 하는 호르몬이 분비됩니다. 이 때문에 폭식과 과식에서 멀어지게 되고, 식사 후에도 든든함이 오래가기 때문에 군것질거리가 크게 당기지 않습니다. 단, 소화에 어려움이 있어서 현미밥이 꺼려진다면 발아현미밥을 시도해 보세요.

4. 밥은 소식하기

식사할 때 밥을 많이 먹는 유형이 있고, 반찬을 많이 먹는 유형이 있습니다. 뱃살이 걱정이라면 밥은 적게, 반찬은 다양하게 먹는 것이 도움이 됩니다. 밥의 양을 반 공기로 줄이고, 대신 단백질 반찬, 해조류, 섬유질이 가득한 채소 반찬을 골고루 섭취하세요. 이렇게 하면 다이어트 과정에서 변비가 생기거나 영양 결핍으로 탈모, 피부 노화 같은 부작용이 생길 가능성이 없습니다. 오히려 반찬을 통해 각종 비타민과 미네랄 등을 충분히 섭취함으로써 대사 과정을 촉진시켜 내장지방은 빠지고 덤으로 피부가 좋아지는 효과까지 얻을 수 있습니다.

한 가지 주의할 점은 맨입으로 먹어도 괜찮을 만큼 반찬의 간을 싱겁게 해야 한다는 것입니다. 밥은 적게 먹지만 반찬은 짜게, 또 많이 먹으면 물을 들이켜게 되어 부종이 생기고 혈압이 높아지는 등 부작용이 발생할 수 있습니다. 밥은 소식하고 반찬은 싱겁게 먹는 것이 핵심입니다.

5. 단백질 충분히 섭취하기

'왜 자꾸 허기가 지죠?' 하는 분들이 있다면 식단 체크를 해보시길 바랍니다. 밥, 빵, 면, 떡 같은 탄수화물 위주로 먹는 사람들은 자주 배가 고픕니다. 식사한 지 얼마 되지도 않았는데 배가 금방 꺼지는 일이 빈번하지요. 굶주림을 참는 다이어트는 오래가지 못합니다. 든든함을 유지하고 근육 손실을 방지하려면 충분한 단백질 섭취가 매우 중요합니다.

하루 적정 단백질 섭취량은 체중 1kg당 1g 정도로 계산하면 되는데, 예를 들어 몸무게가 60kg이라면 하루 60g 정도의 단백질이 필요한 셈입니다. 그리고 저녁 혹은 주말에 몰아서 섭취하는 것보다 식사할 때마다 두부, 콩, 생선, 계란, 닭고기 같은 단백질을 골고루 섭취해야 효율이 올라갑니다.

6. 저녁 식사 가볍게 하기

내장지방 다이어트는 아침:점심:저녁 식사량의 비율이 정말 중요합니다. 매일의 컨디션에 따라 중:중:소 또는 중:대:소로 먹으면 되는데, 아침과 점심은 상황에 따라 바뀌더라도 저녁 식사만큼은 '소', 즉 세끼 중에서 가장 단촐하게 먹는 것이 중요합니다.

가끔 저녁에 회식을 하거나 친구들과 만나 좋은 시간을 보내는 것 정도는 괜찮습니다. 자주 반복되지만 않으면 말이지요. 저녁에 기름지고 칼로리가 높은 음식 그리고 술까지 곁들여서 만찬을 하는 것이 습관이 되면 뱃살이 야금야금 늘어날 수밖에 없습니다. 저도 저녁 식사 모임 후 조금 과식한 것 같은 날에는 집에 들어가기 전에 일부러 걷거나 달밤에 체조라도 해서 그날의 과잉 칼로리는 그날 해결하고 잠자리에 들려고 노력하고 있습니다. 아, 자기 전에 먹는 야식은 물론 금물입니다.

7. 간식 챙겨 먹기

"간식을 드세요" "네? 간식을 먹으라고요?" 간식, 잘만 활용하면 내장지방을 빠르게 없애는 데 도움이 됩니다. 이는 배가 고프지도 않는데 주전부리를 챙겨 먹으라는 말이 아닙니다. 사람마다 활동량은 다 다른데, 바쁘게 일하는 경우에는 아침과 점심, 점심과 저녁 식간 사이에 허기가 찾아올 수 있습니다. 허기진 상태에서 식사를 하게 되면 백발백중 폭식과 과식을 하게 되지요. 그래서 이럴 때는 식간에 허기를 면할 정도로만 간식을 먹는 것이 좋습니다.

다이어트용 간식으로는 아몬드, 캐슈너트, 해바라기씨 같은 견과류, 카카오 99%의 다크초콜릿 2조각과 물 혹은 당근이나 샐러리 같은 채소스틱 정도가 적절합니다. 단, 카페인에 예민하다면 오후의 초콜릿 섭취는 피하시길 바랍니다.

8. 설탕을 멀리하기

설탕은 중독성이 강합니다. 한번 먹게 되면 계속해서 당기는데, 먹으면 먹을수록 몸을 망가뜨립니다. 설탕은 뇌의 쾌락중추를 자극해 도파민을 분비시켜서 기분을 좋아지게 하는데, 이 회로를 자주 사용하면 내성이 생기기 때문입니다. 그 결과 더 많은 도파민 분비를 위해 더 많은 설탕을 찾는 중독현상이 발생하게 됩니다.

또 설탕은 혈당이 치솟는 혈당스파이크를 일으켜 인슐린 분비를 증가시키는데, 혈액 속에 인슐린이 많으면 조금만 먹어도 살이 찝니다. 사실 평소 설탕을 떠먹는 분들은 없을 겁니다. 문제는 우리가 의식하지 않는 사이, 모르고 섭취하는 설탕입니다. 가공식품이나 음료수 등이 이에 속합니다. 이런 식품에 들어가는 정제당, 액상과당, 옥수수시럽 같은 첨가당은 내장지방을 쌓이게 하고 염증을 일으키는 주원인이 됩니다. 집에서 요리할 때만이라도 설탕 사용을 최소화하고, 평소에도 설탕이 들어간 가공식품은 멀리하면서 건강을 적극적으로 챙기시길 바랍니다.

9. 걷기 운동 하기

내장지방을 태우려면 대사 과정에서 '산소'가 필요합니다. 그래서 산소를 쓰는 유산소운동을 반드시 하셔야 합니다. 유산소운동 중에서는 오래 하더라도 지치지 않는 운동이 효과적인데, 그 이유는 지방을 분해하고 녹이려면 시간이 오래 걸리기 때문입니다. 그래서 내장지방 다이어트 시 가장 추천하는 운동 중 하나가 '걷기 운동'입니다. 제대로만 걸으면 달릴 때보다 더 빠르게 지방을 연소시킬 수 있습니다. 특히 아침 공복에 걷기 운동은 뱃살을 빼는 데 가장 효과적이고요.

그런데 주의할 점이 있습니다. 아침 공복에 하는 걷기 운동은 자칫 근육 손실도 불러올 수 있습니다. 이 때문에 팔다리가 가늘고 근육량이 적은 사람은 주의가 필요합니다. 반면에 전체적으로 비만이면서 근육량과 체지방이 많은 분들이라면 너무나 효과적이니 매일, 45분에서 1시간 정도는 꾸준히 걷기를 바랍니다.

10. 모든 것을 습관화하기

내장지방 다이어트 10계명의 마지막은 지금까지 나열한 아홉 가지를 습관화하는 것입니다. 한꺼번에 다 성공하려고 하면 부담스러운 숙제가 되니, 가장 쉽게 해볼 수 있는 한 가지를 선택해서 시작해 보세요. 아침에 일어날 때 컨디션이 좋아지거나 몸이 가볍다거나 피부가 맑아지는 등 기분 좋은 변화들이 찾아올 겁니다. 이런 변화들을 스스로 느끼게 되면 다이어트 10계명은 더 이상 숙제가 아니라 나를 돌보는 습관이 됩니다.

처음엔 위기의식 때문에 시작했더라도 좋은 것을 체험하고 나면 해야만 했던 것이 하고 싶은 것으로 바뀌게 됩니다. 마음가

짐이 달라지는 것이지요. 내장지방을 빼고 만성염증으로부터 하루빨리 벗어나는 것도 좋지만, 내 몸과 마음이 건강하게 변화해 가는 그 과정도 충분히 즐겼으면 좋겠습니다.

뱃살
금기 음식 3가지

뱃살을 찌우는 음식으로 한국인이 가장 주의해야 하는 것은 '탄수화물'입니다. 밥을 주식으로 하고 빵, 면, 떡, 과자 같은 정제 탄수화물을 계속해서 자주 먹는 식습관은 탄수화물 과잉섭취를 부릅니다. 에너지로 쓰이고 남은 잉여 탄수화물은 고스란히 지방의 형태로 바뀌고 복부에 내장지방으로 저장되기 때문에 주의해야 합니다.

우리가 자주 사 먹거나 배달음식으로 시켜 먹는 음식 중 알게 모르게 탄수화물 폭식을 부르는 음식들이 있습니다. 그중에서도 지금 소개할 3가지 음식은 늘어나는 뱃살과 만성염증 때문에 고민하는 분들이라면 조금은 멀리하시는 것이 유리합니다.

1. 초밥

초밥은 가공 없이 날것으로 섭취하는 데다 장인정신, 고급스러운 이미지 때문에 건강식으로 여기기 쉽습니다. 그러나 초밥은 패스트푸드와 크게 다르지 않습니다. 실제 에도시대로 거슬러 올라가면 초밥은 거리에서 빠르게 대량의 식사를 제공하기 위해 준비된 음식으로, 포장마차에서 팔았다고 합니다. 별도의 반찬 없이 먹는 형태라 회전초밥집에 가면 순식간에 접시가 쌓이는 경험도 해보셨을 겁니다. 초밥은 먹는 속도가 굉장히 빠르고, 그런 만큼 혈당을 빠르게 치솟게 하는 음식입니다.

그런 초밥이 내장지방의 적이 되는 이유는 또 있습니다. 초밥에는 설탕이 들어간다는 사실이지요. 초밥에 사용되는 밥은 식초, 설탕, 소금을 약 2∶1∶0.5의 비율로 섞은 단촛물로 간을 합니다. 그러니까 냉정하게 따져보면 초밥은 탄수화물과 설탕과 식초의 콜라보입니다. 게다가 양도 적지 않습니다. 밥 한 공기를 약 200g으로 보는데, 초밥 10개만 먹어도 약 250g이니 밥 한 공기를 훌쩍 웃도는 양이 됩니다.

그럼에도 불구하고 초밥은 참 맛있습니다. 이 맛있는 초밥을 내장지방 걱정 없이, 좀 더 건강하게 즐기려면 밥의 양을 절반 정도 덜어 내는 것이 좋습니다. 천천히 오래 씹는 것은 기본이고요. 물론 다이어트 중이라면 초밥보다는 회를 선택하는 것이 더 나은 선택입니다.

2. 짜장면

평소 직장인들이 점심으로 가볍게 즐기는 짜장면은 1인분이 약 864kcal나 되는 꽤 무거운 한 끼 식사입니다. 무려 공깃밥 세 그릇과 맞먹는 칼로리지요. 조리법에 따라 조금씩 다르겠지만 보통 면, 춘장, 돼지기름, 채소, 고기 등의 재료들을 기름에 가열하는 방식으로 제조하기 때문에 내장지방 축적에 최적화된 메뉴라고 할 수 있습니다.

하지만 높은 칼로리보다 더 주의해야 할 것이 있습니다. 캐러멜소스를 넣은 춘장인데요. 춘장은 과거 오랜 발효 과정을 통해 자연스럽게 검은색을 띠도록 만들었는데 요즘에는 캐러멜색소와 감미료를 넣어 대량생산하는 경우가 많아졌습니다. 짜장소스는 춘장에 식용유와 돼지기름을 넣고 볶아 만드는데, 캐러멜소스가 열과 만나 산화되면서 최종당화산물AGEs, Advanced glycation end products, 즉 당독소를 만들어냅니다. 당독소는 몸에서 빠져나가지 않고 혈관벽에 들러붙어 혈관을 녹슬게 하며 염증을 일으키기 때문에 주의해야 합니다.

짜장면을 건강하게 즐기려면 번거롭더라도 짜장소스를 직접 만들어 먹는 것이 좋습니다. 춘장은 최대한 적게 넣고 양파를 많이 넣어 간을 조금 싱겁게 합니다. 면을 반만 넣고 대신 호박, 양배추도 큼직하게 썰어 넣은 뒤 닭가슴살이나 돼지고기 안심을 추가해 보세요. 탄수화물은 줄이고 단백질은 충분히 섭취할 수 있습니다.

3. 떡볶이

떡볶이는 한국인의 소울푸드지만 안타깝게도 떡볶이 떡과 소스 조합은 내장지방에 치명적입니다. 떡은 고밀도 탄수화물이기에 내장지방을 쉽게 쌓이게 하고, 설탕을 듬뿍 넣은 떡볶이 소스는 전분과 당의 함량이 매우 높기 때문이지요. 여기에 나트륨 함량도 높아서 1일 나트륨 섭취 기준치의 60~70%에 육박하는 달고 짠 '단짠' 음식입니다.

요즘에는 집에서 만들어 먹을 수 있는 밀키트 제품도 많이 출시됩니다. 모든 제품에 해당되는 사실은 아니지만 대부분 원재료를 확인해 보면 떡볶이 국물에도 진한 맛과 풍미를 위해 춘장이나 짜장분말이 첨가되어 있는 경우가 있습니다. 이는 짜장면과 마찬가지로 당독소 함유량이 높은 음식이라는 뜻입니다. 특히 당뇨 환자는 삼가야 할 음식이고, 복부비만과 고지혈증이 있는 사람도 자주 먹어서는 안 됩니다.

영양 간식으로 떡볶이를 먹고 싶다면 집에서 만들어 먹는 것이 가장 좋습니다. 춘장 없이, 소금은 적게, 설탕은 스테비아 같은 대체당을 사용해 보세요. 버섯을 듬뿍 넣는 등 단백질 재료를 추가한다면 영양도 충분히 채울 수 있겠지요. 적극적인 내장지방 다이어트 중이라면 떡도 일반 밀가루 떡 대신 곤약 떡을 사용하면 살찔 걱정 없이 맛있게 떡볶이를 즐길 수 있습니다.

그리고 2부에서 소개할 내장지방 다이어트에 도움이 되는 메뉴들도 함께 참고하시길 바랍니다.

내장지방을 활활 태우는 걷기 운동법

'약 안 드셔도 됩니다. 걷기 운동만 해도 내장지방을 뺄 수 있어요'라고 말씀드리면 '저는 열심히 걸어도 살이 안 빠져요'라고 호소하는 분들이 계십니다. 왜일까요? 그 이유는 '걷기'와 '걷기 운동'이 다르기 때문입니다.

걷기 운동의 가장 큰 차별점은 심박수인데요. 심박수를 끌어올려야 숨이 차면서 산소 흡입량이 많아지고, 산소 흡입량이 많아져야 지방을 활활 태울 수 있기 때문입니다. 단순히 걷기만 해서는 심박수가 올라가지 않거든요. 그런데 심박수가 너무 올라가도 문제입니다. 지방이 타지 않고 근육에 저장된 글리코겐Glycogen이라는 탄수화물만 급하게 끌어다 쓰기 때문입니다. 따라서 제대로 된 걷기 운동의 효과를 보려면 '지방을 가장 활발하게 연소하는 심박수를 유지하며 걷는 것'이 포인트입니다.

그렇다면 지방이 효율적으로 연소되려면 심박수가 분당 몇 회 정도여야 적당할까요? 본인 최대심박수의 70% 정도인데요. 정확도에 대해서는 다소 이견이 있지만 가장 간단하게 최대심박수를 구할 수 있는 폭스Fox 공식에 따르면 220에서 나이를 뺀 뒤 0.7을 곱하면 적정 지방연소 심박수가 나옵니다.

❖ 개인별 지방연소 심박수 공식

= (220 - 나이) × 0.7

예를 들어 50세라면 최대심박수는 '220-50=170'이고, 여기에 0.7을 곱한 값인 '119'가 지방연소가 가장 활발하게 일어나는 심박수가 되는 것입니다. 이는 운동 강도로 치면 중등도 정도의 운동 수준입니다. 연령대별로 지방연소 심박수의 평균값을 살펴보면 다음의 표와 같습니다. 나이가 많을수록 심장 기능이 떨어지기 때문에 목표 심박수가 감소하는 것을 볼 수 있습니다. 만약 심혈관계 약물을 복용 중이라면 목표 심박수는 담당의와 상의한 뒤 정하는 것이 좋습니다.

나이(세)	지방연소 심박수(bpm) (220-나이)×0.7
21~30	139~133
31~40	132~126
41~50	125~119
51~60	118~112
61~70	111~105
71~80	104~98
81~90	97~91

〈연령별 적정 심박수〉

걷기 운동으로 심박수를 지방연소 구간까지 끌어올리는 방법은 간단합니다. 속도를 높이는 것입니다. 특히 발바닥이 지면에 닫는 시간을 최소화하기 위해 땅에 발뒤꿈치를 가볍게 댔다가 앞발바닥으로 땅을 밀면서 나가는 것이 중요합니다. 계속해서 속도를 높여 걸으면 숨이 차고 심박수가 올라가는데, 일정한 간격을 두고 속도를 빠르게, 다시 느리게 조절합니다. 그래야 지방이 활활 타는 적정 심박수를 유지할 수 있으니까요. 이렇게 속도를 높였다가 낮추기를 반복하며 걷는 것을 '인터벌 워킹Interval walking'이라고 합니다.

염증을 줄이는 '근육 호르몬'

운동이 당뇨병이나 치매, 심혈관질환, 암 같은 생활습관병을 예방하고 다스리는 데 도움이 된다는 것은 새로운 사실이 아닙니다. 그런데 최근 학계에서 '운동이 곧 약'이라는 개념이 다시 부상하고 있습니다. 운동할 때 근육을 자극하면 호르몬이 나온다는 놀라운 사실이 밝혀졌기 때문입니다. 2007년 응용생리학 저널에서 발표된 논문에는 근력운동을 하면 운동에 관여하는 근육인 골격근Skeletal muscle에서 '마이오카인Myokine'이라는 호르몬을 분비한다는 내용이 담겨 있었습니다.

마이오카인은 근력운동을 통해서만 활성화되는 호르몬으로

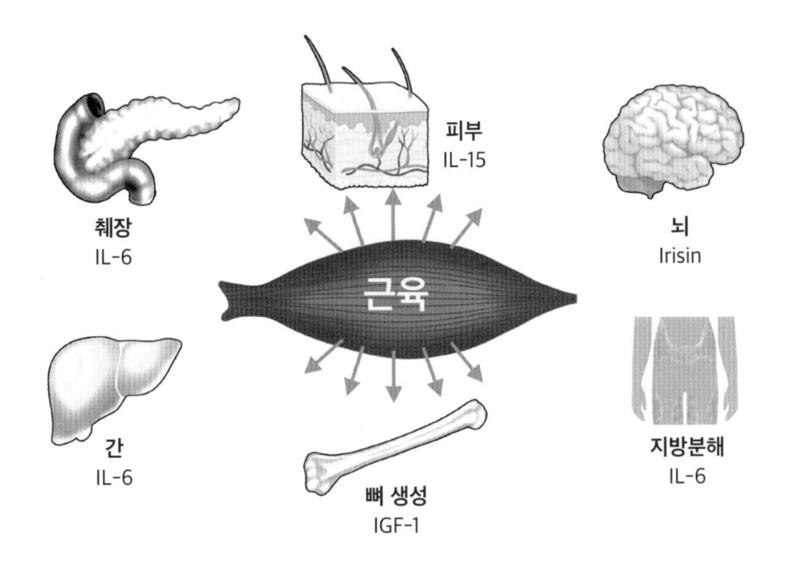

〈마이오카인이 장기에 끼치는 영향〉

근육 주변을 비롯해 뇌, 내장지방, 부신, 췌장, 혈관, 간, 뼈, 피부 등 신체 내 다양한 장기들에 영향을 줍니다. 지금껏 알려진 마이오카인 종류만 해도 650가지가 넘는데, 그중 아이리신Irisin은 백색지방을 갈색지방으로 바꿔 지방을 연료로 태우도록 돕고 비만과 당뇨를 예방하는 효과를 낸다고 알려져 있습니다. 그 밖에도 운동하는 동안 근육 내부로 신호를 보내 근육을 증식하고 재생시키는 데 관여하거나 뇌의 인지 기능에 영향을 미치는 등 다양한 역할을 가진 마이오카인이 존재합니다.

하지만 주목할 것은 면역과 염증에 관여하는 마이오카인인

'인터루킨-6(IL-6)'입니다. 인터루킨-6은 조직의 손상 혹은 스트레스와 같은 자극에 대한 반응으로 분비되는 호르몬인데요. 많은 면역반응의 중재자로 혹은 염증반응의 지표로 작용합니다. 운동할 때마다 근육에서는 인터루킨-6이 분비되어 코르티솔 생성을 자극하고 염증을 억제하는 작용을 합니다. 관절에 생기는 대표적인 만성염증 질환인 류머티즘성 관절염에도 운동을 통한 마이오카인 분비가 항염증 반응을 유도해서 잠재적 치료법이 될 수 있음이 밝혀진 바 있습니다.

따라서 근육에 자극을 주는 꾸준한 운동은 내장지방 제거뿐만 아니라, 마이오카인의 원활한 분비를 위해서도 반드시 필요합니다. 운동을 통한 근육호르몬 생성은 만성염증에서 해방되기 위한 자가 호르몬 요법이나 다름없습니다. 그렇다고 보디빌더처럼 무리하게 근육을 키우라는 말은 결코 아닙니다. 여성은 체중 대비 근육량 30~35%, 남성은 40~45% 정도면 적절합니다.

아무것도 하지 않으면 40대부터 1년에 평균 1%씩 근육량이 감소해 80대에는 인생 최대 근육량의 절반밖에 남지 않을 수 있습니다. 소중한 근육이 사라지지 않도록 최대한 보존하고 유지하시기 바랍니다. 자, 그러기 위해선 일단 움직이세요.

근손실을 부르는 최악의 운동 습관 3가지

운동은 무조건 열심히 한다고 건강에 좋은 것이 아닙니다. '잘'해야 합니다. 잘못된 운동 습관을 가지고 있다면 관절을 상하게 할 뿐만 아니라 근손실을 불러와서 염증을 없애는 마이오카인 효과도 기대하기 어렵습니다. 그중에서도 반드시 피해야 할 3가지 운동 습관이 있습니다. 꼭 숙지하셔서 운동한 만큼 효과를 보고 만성염증에서도 벗어나시길 바랍니다.

근손실을 일으키는 첫 번째 나쁜 습관은 '오버트레이닝Over training'입니다. 과유불급過猶不及이라는 말은 운동에도 적용이 되는데요. 우연히 참석한 모임에서 걷기 운동을 예찬하며 하루 3만

보 걷기를 한다는 60대 CEO를 뵌 적이 있었습니다. 새벽 4시에 회사에 출근해 4시간 동안 걷고 별다른 운동은 안 한다고 했으니, 매일 유산소운동만 4시간씩 하는 셈입니다. 겉으로는 배도 나오지 않았고 건강해 보이는 듯했지만 팔다리는 가늘고 근육량 또한 많이 부족해 보였습니다.

이는 오버트레이닝의 전형적인 예입니다. 이분처럼 요즘 걷기 운동 열풍이 불면서 과하게 걷는 분들이 많아졌습니다. 앞서 소개했듯 걷기 운동은 반드시 해야만 하는 대표적인 유산소운동이지만 과해지면, 그것도 아침 공복에 칼로리 섭취가 없는 상태에서 오버트레이닝을 하면 아까운 근육이 빠져나가게 됩니다. 칼로리가 부족하면 운동을 하는 과정에서 근육에 저장되어 있는 단백질을 에너지원으로 꺼내 쓰기 때문입니다. 과한 유산소운동을 줄이고 반드시 근력운동을 병행해야 합니다.

두 번째 나쁜 습관은 '부실한 수면'입니다. 2010년 시카고대학교에서 한 가지 실험을 했는데요. 참여자들을 두 그룹으로 나눠 2주간 저칼로리 식사를 하게 하면서 한 그룹은 8.5시간, 다른 그룹은 5.5시간의 수면 시간을 취하도록 했습니다.

그 결과 8.5시간의 수면으로 숙면을 취한 그룹은 2주간 평균 체지방이 1.4kg, 근육량은 1.5kg 감소했습니다. 반면 5.5시간 수면 시간으로 생활했던 그룹은 평균 체지방이 0.6kg, 근육량은 2.4kg이나 감소했습니다. 수면이 체지방과 근육에 미치는 영향

	수면 시간	체지방량	근육량
Group 1	8.5시간	1.4kg ↓	1.5kg ↓
Group 2	5.5시간	0.6kg ↓	2.4kg ↓

을 비교해 본 실험이었는데요. 수면이 부족한 그룹은 체지방 감소 속도가 더딘 반면, 근육량은 빠르게 감소하는 경향을 보였습니다. 이 실험을 통해 우리는 수면 시간이 다이어트와 근육에 적지 않은 영향을 끼친다는 사실을 짐작할 수 있습니다.

바쁘게 생활하는 현대인이 운동 시간을 낸다는 건 어려운 일입니다. 그래서 잠자는 시간을 줄여가며 운동하는 분들이 늘어나고 있는데, 이는 오히려 건강에 독이 된다는 사실을 기억하셔야 합니다. 수면이 부족할 경우 대사량이 감소해 지방을 덜 태우고 근육 합성이 잘되지 않도록 몸의 대사가 바뀝니다. 운동을 해도 근육이 잘 생기지 않고 효율이 떨어지며 피곤이 쌓이게 되지요. 마이오카인 효과도 보기 어렵습니다. 이런 상태라면 일단 충분한 휴식과 수면을 취해야 합니다. 하루 운동했으면 다음 날은 쉬는 등 적절한 타협과 요령이 필요합니다.

마지막 세 번째는 '부족한 영양 섭취'입니다. 운동한 만큼 잘 먹어야 하는데, 이 부분을 간과하면 오히려 근육이 빠져나갑니다. 다이어트를 위해 칼로리를 급격히 줄이고 운동량은 평소보다 급격히 늘리면 우리 몸은 에너지원으로 사용하기 위해 근육을 녹이기 시작합니다. 근손실이 일어나는 것이지요. 또 간편식이나 가공식품으로 간단히 식사를 때우면서 운동하는 경우에도 근육 합성에 필요한 영양소 섭취가 부족할 수밖에 없습니다.

우리 몸은 운동을 할 때 근육에 저장된 글리코겐을 사용해 에너지를 발산하는데요. 이 글리코겐이 사용되면서 단백질이 분해되고 근육 손상이 발생합니다. 이때 손상된 근육을 단백질로 보충해 주지 않으면 근육의 회복이 더뎌지고, 근육 호르몬 생성이 줄어듭니다. 운동과 동시에 단백질을 포함한 영양을 충분히 채워줘야 하는 이유지요. 영양을 고려하지 않은 무리한 식단을 고집할 경우 운동을 해도 근육은 계속해서 감소하게 될 것입니다. 염증을 없애는 근육 호르몬 효과를 제대로 보기 위해서는 무작정 운동을 늘리는 것이 답이 아닙니다. 좋은 운동 습관만이 건강한 몸을 만듭니다.

5장

염증과 생활습관

염증의 주범,
백색 가루

오랜만에 병원을 찾아온 환자분께서 '생전 없던 피부 염증이 생겨서 고생했어요' 하며 근황을 전한 적이 있습니다. 저는 대뜸 '최근에 단것 많이 드셨죠?' 하고 되물었지요. 그랬더니 놀라면서 '어떻게 아셨어요? 최근에 생일 선물로 케이크를 많이 받았거든요. 며칠간 케이크를 계속 먹었어요'라며 놀라시더군요.

만성염증은 꼭 바이러스나 세균 같은 외부 침입자를 통해서만 생기는 것이 아닙니다. 신체 내부의 요인으로 발생하는 만성염증도 상당한데, 그중 만성염증을 일으키는 주범이 바로 '설탕' 입니다. 설탕은 대부분 음식의 맛을 내거나 저장성을 높이기 위해 사용하는 매우 친숙한 재료입니다. 그런데 과도한 설탕 섭취는 건강에 큰 문제가 됩니다. 단순히 치아를 썩게 하는 데서 그치는 것이 아니라 염증이 잘 생기는 체내 환경을 만드는 역할을 합니다.

그렇다면 설탕 과잉이 CRP(C반응성 단백질, C-reactive protein) 같은 '혈액 속 염증 수치'에는 어떤 영향을 미칠까요? 이를 판단하기 위해 스위스 취리히대학교 내분비내과 교실에서는 29명의 건강한 남성에게 매일 설탕이 첨가된 음료를 마시게 했습니다. 그리고 3주 후 혈액검사를 해보니 모든 사람의 염증 지표가 상승하였으며 체중, 공복혈당 그리고 나쁜 콜레스테롤이라고 알려진 LDL 콜레스테롤까지 증가하는 모습을 보였습니다.

비만인을 대상으로 한 연구에서도 같은 결과가 나왔습니다. 6개월간 매일 설탕 첨가 음료 한 캔을 섭취한 그룹의 염증 수치와 통풍을 유발하는 요산 수치가 증가했고, 설탕이 없는 다이어트 소다를 마신 그룹의 요산 수치는 증가하지 않은 것을 확인할 수 있었습니다.

세계보건기구WHO가 권장하는 일일 당류 섭취량은 2000kcal를 섭취하는 성인 기준 약 25g입니다. 이를 각설탕(3g)으로 환산하면 8개 분량인데, 콜라 1캔에는 각설탕 10개가 들어 있다고 보면 됩니다. 이 외에도 우리가 자주 섭취하는 빵이나 과자, 떡 등에도 알게 모르게 설탕이 많이 들어가 있습니다. 가공식품을 자주 먹는 사람이라면 매일 권장 섭취량을 훌쩍 넘기기 일쑤일 것입니다. 실제 한국인의 평균 일일 당류 섭취량은 60~70g 수준이라 기준치를 훨씬 웃돌고 있지요.

설탕뿐만이 아닙니다. 가공식품에 많이 들어가는 당류인 과당은 더 큰 문제입니다. 대부분의 음료수나 자양강장 음료에는 액상과당이 첨가됩니다. 액상과당은 특히 간에 부담을 주는데, 당을 지방으로 전환시켜 지방간이 생기게 하고 더 진행되면 간에 염증을 발생시킵니다. 혈압과 혈당을 상승시키고 식욕 조절 회로를 교란시켜 살이 쉽게 찌는 환경을 조성하며 전신 염증을 일으키는 첨가당이지요.

이런 첨가당의 가장 큰 문제는 먹을수록 의존성이 생긴다는 것입니다. 단맛을 먹으면 느껴지는 쾌감 때문에 뇌가 보상기전으로 더 찾게 됩니다. 그래서 최대한 섭취를 자제하거나 횟수를 줄이는 노력을 기울여야 합니다.

다음은 자신이 당 중독인지 스스로 진단해 볼 수 있는 체크리스트입니다. 살펴보고 해당되는 것에 표시해 보시기 바랍니다.

☐ 배가 불러도 달콤한 디저트를 꼭 먹는다.

☐ 스트레스를 받으면 초콜릿이나 케이크처럼 단 음식으로 푼다.

☐ 책상이나 식탁에 항상 과자나 초콜릿 등이 놓여 있다.

☐ 원두커피보다는 설탕이 들어간 믹스커피를 좋아한다.

☐ 물보다는 음료수를 즐겨 찾는다.

☐ 단것을 먹고 싶지만 먹지 못할 때 불안과 초조함을 느낀다.

☐ 달콤한 디저트를 먹으면서 한편으로는 죄책감을 느낀다.

위의 7가지 증상들 중에서 3가지 이상에 해당된다면 당 중독증을 의심해 볼 수 있습니다. 이런 식습관은 우리 몸을 염증성 체질로 바뀌게 합니다.

설탕 대신
대체당은 괜찮을까?

최근에는 설탕 대신 대체당이나 대체감미료가 인기를 끌고 있습니다. 설탕처럼 달지만 칼로리가 거의 없고, 혈당에 거의 영향을 주지 않아서 당뇨 환자가 먹어도 무방하기 때문입니다. 단, 다양한 대체 감미료가 인체 내 어떤 부작용을 초래할지에 대해서는 아직까지도 연구 중이니 무턱대고 과하게 섭취하는 일은 피하시길 바랍니다.

미국 FDAFood and Drug Administration(미국 식품의약국)에서도 대체당 제품 출시에 있어 일단 해가 되는 것들은 제하고 비교적 안정성이 확보된 것만 허용하고 있는 상황입니다. 현재까지 대체당에 대한 이슈는 크게 세 가지가 있습니다.

첫째는 장 호르몬 분비에 영향을 미친다는 것, 둘째는 장내 미생물총을 바꿀 수 있다는 것, 셋째는 설탕처럼 대체당도 중독을 유발할 수 있다는 사실입니다. 설탕 대신 대체당을 쓰더라도 이러한 사실을 염두에 두어야 합니다. 시중에서 많이 사용되는 대체당은 크게 4가지 종류가 있습니다. 그중 반드시 피해야 할 대체감미료도 있으니 잘 알아두셨으면 합니다.

1. 합성감미료

첫 번째 대체당은 인공적인 방법으로 합성된 합성감미료입니다. 사카린, 아스파탐, 수크랄로스, 아셀서팜 포타슘이 이에 해당됩니다. 설탕보다 당도가 200~300배 높고 칼로리는 제로이며, 무엇보다 가격이 저렴하다는 것이 최고의 장점입니다. 그래서 여러 가공식품에 사용되기도 합니다. 가정에서 직접 구매할 일은 없지만, 알아두면 가공식품 구입 시 어떤 합성감미료가 쓰였는지 확인하는 데 도움이 됩니다.

합성감미료 중에서 가장 주의해야 할 것은 아스파탐Aspartame 입니다. 1965년 미국에서 개발된 아스파탐의 칼로리는 1g당 4kcal로 설탕과 비슷하지만, 설탕보다 200배 이상 달아 적은 양으로 당도를 높일 수 있어 '제로 칼로리' 음료나 막걸리에 많이 첨가됩니다. 단, 과도한 섭취 시 인체에서 포름알데히드Formaldehyde로 변해 암을 일으킨다는 연구 결과가 있으므로 가급적 섭취하지 않는 것이 좋습니다.

2. 천연당

두 번째 대체당으로는 자연에서 얻은 천연당이 있습니다. 꿀, 메이플시럽, 코코넛슈거 등이 해당되지요. "꿀은 몸에 좋은 거 아니에요?"라고 물어보시는 분들이 많은데, 여기엔 함정이 있습니다. 천연당은 모두 자연유래 물질이기 때문에 몸에 좋은 비타민과 미네랄을 함유하고 있지만, 설탕처럼 포도당이나 과당이 함유되어 있어 혈당에도 영향을 미칩니다. 특히 당뇨 환자는 방심하고 많이 먹으면 안 됩니다. 물론 설탕의 혈당지수는 65~70 정도인데, 꿀의 혈당지수는 55~88, 메이플시럽의 혈당지수는 54, 코코넛슈거의 혈당지수는 50~54로 모두 설탕보다는 낮습니다. 그러나 혈당지수가 0인 다른 대체당들과 비교했을 때 혈당을 많이 올리고 칼로리도 높기 때문에 설탕 대신 사용할 때는 반드시 사용량에 주의를 기울여야 합니다.

3. 천연추출 감미료

천연추출 감미료는 식물의 잎이나 과일, 종자에서 추출한 성분으로 만든 대체당입니다. 스테비아, 나한과, 알룰로스, 자일로스가 여기에 해당되지요. 자연유래 성분에서 추출했지만 가공 과정을 거치기 때문에 꿀이나 메이플시럽 같은 천연당과는 다르다고 할 수 있으며, 혈당이 오르지 않더라도 과잉섭취는 주의하는 것이 좋습니다.

스테비아Stevia

국화과에 속하는 허브 이름인데, 스테비아 속에 있는 스테비오사이드Stevioside를 추출해서 만든 것이 시중에 판매되는 스테비아라는 감미료입니다. 허브에서 추출된 성분인 만큼 테르펜Terpene이나 폴리페놀Polyphenol이 풍부해서 혈당 조절, 지방 분해, 항산화, 항염 효과 등 여러 효능을 가지고 있습니다. 단점은 허브 특유의 쓴맛이 느껴지고, 당도가 설탕의 200~300배를 웃돌아 양을 조절하는 것이 쉽지 않다는 점이에요. 그래서 시중 제품들은 대부분 스테비아와 네 번째 종류에 속하는 에리스리톨Erythritol이라는 대체당을 혼합하여 당도를 조절한 제품이 대부분입니다.

나한과 Monk fruit

중국 남부 지역에서 나는 열매로 감기를 예방하고 기침을 다스리는 효능 때문에 한약재와 차로 활용되고 있습니다. 나한과 감미료는 나한과 열매에서 모그로사이드Mogrodise라는 성분을 추출해서 만든 것입니다. 설탕보다 300배나 달아서 역시 양 조절이 쉽지는 않습니다. 그래서 에리스리톨과 혼합해 기존에 쓰던 설탕과 동량으로 쓰게끔 제품화되어 있는 경우가 많습니다. 스테비아와 함께 칼로리가 없고 혈당에도 영향을 주지 않아 당뇨, 고지혈증 환자나 다이어트를 하는 사람이 대체당으로 쓰기에 나쁘지 않습니다. 스테비아의 쌉싸름한 맛을 싫어하는 분들에게 추천합니다.

자일로스 Xylose

나무에 존재하는 당류인데, 설탕에 자일로스 10%를 혼합하여 쓸 경우 기존 혈당지수를 68에서 49까지 낮춰주는 효과가 있습니다. 설탕의 소화 흡수를 막아서 혈당 저감효과를 발생시키는 원리 때문인데, 혼합비를 10% 이상으로 늘린다고 해서 저감효과가 커지는 것은 아니기 때문에 시중의 자일로스 제품들은 보통 '설탕:자일로스'를 '9:1'로 혼합하고 있습니다. 다른 대체당들처럼 칼로리나 혈당지수가 제로인 것은 아니지만, 베이킹할 때처럼 설탕을 꼭 써서 물성을 내야 하는 경우에는 자일로스를 설탕 대체제로 활용하시길 바랍니다.

알룰로스Allulose

건포도, 무화과 등 일부 식물에 매우 소량으로 존재하는 단당류의 일종입니다. 설탕 칼로리의 10%, 당도는 70% 수준이며 열에 강해 요리에 활용하기 쉽습니다. 많은 대체당들은 소화 흡수가 되지 않고 장까지 도달한 뒤 배출되기 때문에 장이 예민한 사람이 섭취하면 가스, 복부팽만감, 설사 같은 문제점이 발생합니다. 하지만 알룰로스는 소화관에서 혈액으로 흡수된 후 연료로 사용되지 않고 많은 부분이 소변을 통해서 배출되기 때문에 장내 세균 발효에 의한 장 트러블의 가능성을 최소화할 수 있습니다. 따라서 장이 민감하거나 과민성 대장증후군이 있는 사람이 대체당을 선택해야 한다면 알룰로스가 나을 수 있습니다.

4. 당알콜

대체당의 마지막 종류는 당알콜인데, 에리스리톨, 자일리톨, 소르비톨, 말티톨처럼 이름이 '~톨(tol)'로 끝나는 것들이 여기에 속합니다. 자일리톨은 특유의 화한 맛이 강해서 요리에 활용하기에 어렵고, 말티톨Maltitol은 당알콜 중 혈당지수가 가장 높기 때문에 권하고 싶지는 않습니다. 소르비톨Sorbitol은 감미료뿐 아니라 습기를 빨아들이는 흡습제로도 사용되는데, 장에 들어가서 많은 양의 수분을 빨아들여 설사를 자주 일으킬 수 있기 때문에 평소 대변이 묽다면 피해야 합니다. 당알콜 중에서 가장 무난한 것은 에리스리톨Erythritol인데, 단맛은 설탕의 70%로 당도 조절이 쉽고, 혈당지수도 당알콜 중 가장 낮아서 당뇨 환자들에게 유리합니다.

설탕을 듬뿍 사용하는 것보다는 대체당을 쓰는 것이 낫습니다. 그러나 대체당에 의지해서 여전히 단맛에 중독된 상태로 있게 되면 만성염증의 굴레에서 벗어나기 어렵습니다. 앞서 말했듯이 대체당은 장내 미생물총에 영향을 끼치기 때문입니다.

단순히 설탕을 줄이겠다는 노력을 넘어 단맛 중독으로부터 벗어나 보면 어떨까요? 재료 본연의 다양하고 풍부한 맛을 즐겨 보시기 바랍니다. 자극적이지 않아 처음에는 밋밋하고 맛이 없다고 느낄 수도 있지만 먹다 보면 재료의 맛과 향이 무척이나 다채로울 수 있다는 점을 깨닫게 될 것입니다. 그 재료 본연의 참맛을 깨닫는 순간, 맛도 건강도 동시에 잡을 수 있습니다.

뇌신경을 갉아 먹는 당독소

만화나 영화를 보면 변신 로봇이 자주 등장합니다. 그 로봇은 평소 원래의 모습으로 지내다가 필요한 순간이 오면 강력한 모습으로 변신합니다. 마찬가지로 설탕도 인간의 몸속에 들어가면 변신 로봇이 됩니다. 문제는 사람에게 이로운 로봇이 아닌 당독소라는 강력하고 무시무시하며 해로운 로봇으로 변신한다는 것입니다.

다른 말로 최종당화산물이라고 하는 당독소는 단백질이 설탕 같은 당류와 반응할 때 생성되는 변성단백질입니다. 몸 안에 떠돌아다니는 당분이 많을 때 단백질과 반응하여 자체 생산되기도 하고, 당독소가 많은 음식을 통해 몸속으로 들어오기도 하지요. 당독소는 한번 생성되고 나면 비가역적(주위 환경이나 변화에 따라 쉽게 회복될 수 없는 상태)이라 시간이 지나도 분해되지 않고 계속 쌓입니다.

당독소가 혈관에 쌓이면 혈관 내피세포에 염증을 일으켜 동맥경화를 유발합니다. 뇌신경에 축적되면 신경독성을 일으켜 파킨슨질환이나 알츠하이머 치매 같은 퇴행성질환을 촉진하고요. 피부에 축적되면 피부세포의 염증반응을 촉진해 주름살을 늘리고 노화를 앞당깁니다. 특히 당뇨 환자라면 더 조심해야 합니다. 혈당 검사 항목 중의 하나인 당화혈색소HbA1c는 혈색소라는 단백질을 당화시킨 당독소 중 하나인데, 이 수치가 너무 높으면 눈과 콩팥에 만성염증을 일으켜 당뇨합병증을 유발하기 때문입니다.

그 밖에도 당독소가 끼치는 해악은 셀 수 없이 많은데, 그중에서도 가장 치명적인 것은 뇌신경에 만성염증을 초래하여 서서히 죽어가게 한다는 것입니다. 뇌신경은 단백질로 이루어져 있고 시르투인SIRTs, Sirtuin이라는 효소가 분포되어 스스로를 보호하는데요. 시르투인의 활동성이 떨어지면 치매 뇌를 만드는 베타 아밀로이드Beta-Amyloid와 신경섬유를 엉키게 하는 타우 단백질Tau protein 축적의 양이 증가하기 시작합니다. 당독소는 뇌의 시르투인 수치를 떨어뜨리고 무력화시키기 때문에 치매를 앞당깁니다.

치매를 부르는 음식에는 반드시 '당독소'가 있다

뇌신경의 염증을 부르는 당독소를 줄이려면 가장 먼저 설탕을 비롯한 당 섭취를 자제해야 합니다. 혈액 속에 잉여 당이 많이 떠돌아다니면 체내에서 만들어지는 내인성 당독소가 증가하기 때문이지요. 동시에 음식을 통해 직접적으로 섭취하는 외인성 당독소를 줄이는 것도 중요합니다. 지금부터는 당독소가 많은 음식들, 당독소를 유발하는 조리법 등을 살펴보려고 합니다.

당독소가 가장 많이 측정되는 음식은 고온에서 직화로 가열한 육류입니다. 단백질은 열에 가장 취약하기 때문에 고온에서 가열하면 그 구조가 쉽게 변성되고 그로 인해 당독소 함유량이 급격히 상승합니다. 헤어드라이기의 뜨거운 바람으로 머리카락을 말리면 모발이 갈라지고 잘 상하는 것과 같은 이치라고 생각하면 쉽습니다.

같은 재료를 요리할 때도 고온에서 굽거나 볶거나 튀기면 당독소가 증폭되고, 물로 삶거나 찌거나 데치면 당독소 발생이 억제됩니다. 조리할 때 물을 매개체로 사용하면 직접 가열하는 것보다 온도가 덜 오르기 때문이지요. 예를 들어 소고기를 삶으면 100g당 당독소가 2443kU, 구우면 6071kU까지 증가합니다. 굽는 순간 최종당화산물 함유량이 3배까지 치솟는 겁니다. 닭고기도 물에서 1시간 정도 삶으면 1123kU, 구우면 6020kU로 최종당화산물이 6배 정도 증가합니다. 감자도 삶은 감자 100g의 당독소는 17kU이지만, 감자튀김은 1522kU로 무려 100배까지 증가합니다.

2010년 뉴욕의 마운트 시나이 아이칸 의대Icahn School of Medicine at Mount Sinai에서 견과류, 오일류, 육류, 가금류, 어패류, 유제품, 곡류까지 총 549개의 식품에 대한 최종당화산물, 즉 당독소 함유량을 조사한 자료(1회 섭취량 기준)를 참고하면 당독소 함유량 1위는 직화 구이로 만든 닭다리(허벅지)의 껍질입니다. 당독소가 무려 16,668kU로 어마무시한 양이 검출되었지요. 2위는 베이컨이고 당독소 함량은 11,905kU, 3위는 물에 삶은 소시지로 10,143kU, 4위는 팬에 구운 닭다리(허벅지 부분)의 껍질 부분이

	식품	당독소 함유량(kU)
1위	직화구이 닭다리(허벅지 부위)	16,668
2위	베이컨	11,905
3위	물에 삶은 소시지	10,143
4위	팬에 구운 닭다리(허벅지 부위)	10,034
5위	닭다리 껍질 부위	9,897
6위	프라이팬에 구운 비프스테이크	9,052
7위	오븐에 구운 닭가슴살	8,965
8위	기름에 튀긴 치킨까스	8,965
9위	미국산 가공치즈	8,677
10위	볶은 비프스테이크	8,570

• 출처 https:// www.sciencedirect.com/science/article/abs/pii/S0002822310002385

10,034kU, 5위는 역시 닭다리인데 그중에서도 닭다리의 아랫부분으로 구웠을 때 껍질 부위가 9,897kU입니다.

6위는 올리브유를 두른 프라이팬에서 튀긴 비프스테이크로 당독소 함유량은 9,052kU, 7위는 빵가루를 입혀 오븐에 구운 닭가슴살로 8,965kU, 8위는 빵가루를 입힌 닭가슴살을 기름에 푹 담가 튀긴 치킨까스로 8,750kU입니다. 9위는 미국산 가공치즈로 8,677kU, 10위는 볶은 비프스테이크로 8,570kU입니다.

혹시 여러분은 이 10가지 식품의 공통점을 발견하셨나요? 총 549개의 식품 중 당독소 함량이 높은 톱 10위에 드는 음식들은 모두 동물성이라는 것과 동물성 식품을 고온에서 가열한 것, 베이컨이나 소시지 같은 가공처리 과정을 거친 육가공품이라는 것입니다.

그렇다면 당독소를 피하려면 채식을 해야 할까요? 꼭 그래야 하는 것은 아닙니다. 육류를 포함해서 당독소 걱정 없이 먹는 방법이 있습니다.

당독소를 줄이는
6가지 식습관

혈당이 높은 사람, 콩팥 기능이 떨어진 사람, 지방이 많은 사람 그리고 나이가 많으면 많을수록 인체에서 내인성 당독소가 쉽게 쌓이는 환경이 조성됩니다. 이 때문에 우리가 음식으로 섭취하는 외인성 당독소만이라도 최대한 줄이기 위해 노력해야 하는 것이지요.

지금 소개하는 당독소를 줄이는 6가지 식습관을 생활 속에서 실천해 보시길 바랍니다.

식습관 1

생선, 콩, 과일, 채소, 통곡물 섭취를 늘리고, 육류, 마가린버터, 고지방 식품, 가공식품 섭취를 줄이세요.

육류보다는 생선의 당독소 함량이 낮고, 육류 중에서는 양고기가 소고기나 닭고기, 돼지고기보다 당독소 함량이 낮습니다. 육류에 비해 탄수화물류는 당독소가 낮은 편인데, 그 자체에 항산화성분과 비타민이 함유되어 있어 조리 시에 당독소 생성을 억제하기 때문입니다. 그렇지만 탄수화물을 가공한 정제 탄수화물은 별도의 조리 없이 그 자체만으로도 혈당을 올리기 때문에 통곡물로 대체하는 것이 좋습니다.

식습관 2

육류를 섭취한다면 수육, 보쌈, 샤부샤부 위주로 드세요.

같은 식품이라도 조리 방법에 따라 당독소 함량을 대폭 낮출 수 있습니다. 소고기나 닭고기를 찌거나 삶아서 조리하면 불판에 구울 때보다 당독소 함량이 2~6배까지 낮아집니다. 단지 조리 방법을 달리했을 뿐인데 현격한 차이를 보입니다. 고기를 직화구이(225℃), 볶기(170℃), 튀기기(180℃), 오븐에 굽기(230℃) 같이 고온에서 수분 없이 가열할 경우 단백질 변성이 쉽게 일어나 당독소가 대량 생긴다는 것을 명심하세요. 구운 고기를 좋아한다면 먹는 횟수를 줄이고, 수분과 함께 비교적 낮은 온도에서 삶거나 찌거나 데치거나 끓이는 조리법으로 요리해 드시길 권합니다.

식습관 3

육류를 조리하기 전에는 산도가 낮은 레몬이나 키위, 식초 등을 활용해 전처리하세요.

다음 장의 A그래프에서 흰색 바는 소고기 날것, 두 번째 회색 바는 구운 소고기, 세 번째 검정색 바는 식초에 절인 후 구운 소고기의 당독소 수치를 나타낸 표입니다. 식초로 전처리를 했을 때 당독소 함량이 반 이상 감소된 것을 볼 수 있습니다.

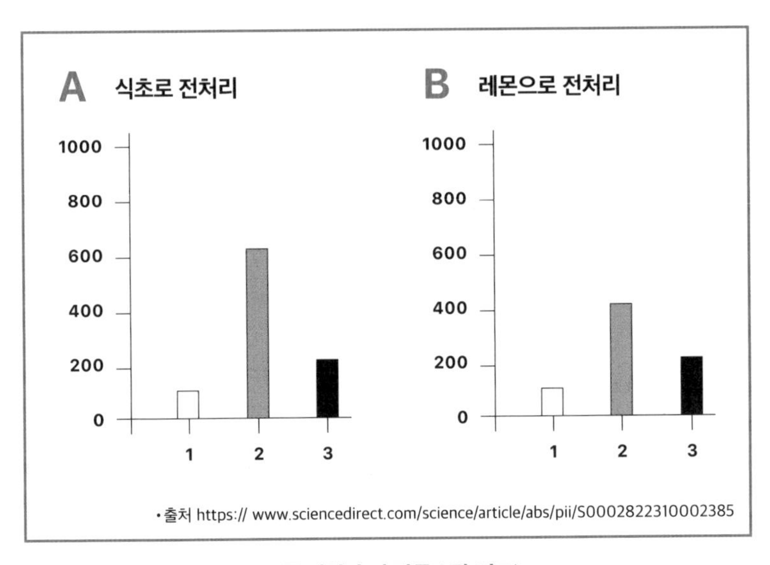

〈육류 전처리 시 당독소량 비교〉

B그래프는 식초 대신 레몬을 사용한 실험 결과입니다. 흰색 바는 소고기 날것, 두 번째 회색 바는 그냥 구운 것이고, 검정색 바는 레몬즙에 담갔다가 구운 소고기인데 레몬즙 전처리를 한 것의 당독소 생성량이 훨씬 적습니다. 보통 고기의 비린내를 없애거나 연육 작용을 위해 전처리를 하곤 하는데, 사실 이 방법이 고기를 부드럽게 할 뿐만 아니라 당독소 생성 억제에도 큰 도움이 된다는 사실을 확인할 수 있습니다.

식습관 4

식감이 촉촉한 음식을 드세요.

요즘 에어프라이어를 사용하는 집이 많습니다. 기름 없이도 튀김과 같은 식감으로 요리할 수 있다는 장점 때문이지요. 그러나 건강을 생각한다면 에어프라이기 사용을 한 번쯤 고민해 봐야 합니다. 에어프라이기의 작동 원리는 고온의 열풍으로 음식 속 수분을 겉에서부터 바짝 말리는 것이기 때문입니다. 그래서 삼겹살이나 닭고기를 에어프라이어로 조리하면 기름 없이 튀기더라도 당독소 함량은 대폭 상승합니다.

그럼에도 불구하고 먹어야 할 경우에는 바삭한 겉을 살짝 제거하고 촉촉한 속 부분을 드세요. 겉 부분에 당독소가 집중적으로 모여 있기 때문에 이 부분을 제거한다면 당독소 섭취량을 줄일 수 있습니다. 구운 식빵도 마찬가지입니다. 갈색이 도는 바삭한 껍질에는 당독소가 많으니 안쪽 촉촉한 부분 위주로 드시는 것이 좋습니다.

식습관 5

간장은 전통간장이나 양조간장을 사용합니다.

음식을 간장으로 오래 조리는 방식의 조림 음식도 당독소 생성량이 높은 편입니다. 간장보다는 소금간을 적절히 해 먹는 것이 더 좋지요. 대신 간장을 사용해야 한다면 메주를 띄워 숙성시킨 전통간장이나 콩 단백질을 자연분해해서 만든 양조간장을 선택하면 됩니다.

콩을 염산 같은 화학물질로 분해한 산분해간장, 이것을 양조간장과 섞어 만든 혼합간장은 당독소 함량이 높기 때문에 피해야 합니다. 그냥 보면 다 똑같은 간장 같지만 뒷면의 라벨을 보면 어떤 종류의 간장인지 적혀 있으니 꼭 확인하고 구매하셨으면 합니다.

식습관 6

과일, 채소 속 플라보노이드 성분을 자주 섭취하세요.

플라보노이드Flavonoid 성분 중 당독소 생성을 억제하는 데 특히 도움 되는 것이 퀘르세틴Quercetin입니다. 퀘르세틴은 활성산소로부터 혈관 노화를 막는 강력한 항산화제로 알려져 있습니다. 양파, 마늘, 생강, 블루베리, 사과, 케일 등에 풍부하게 들어 있지요.

특히 양파와 마늘, 사과 같은 경우 육질보다는 껍질에 50~100배의 퀘르세틴이 함유되어 있으니 껍질까지 잘 세척해 먹는 것이 좋습니다. 양파 껍질 속 퀘르세틴을 섭취하는 가장 간단한 방법은 껍질차를 끓여 매일 한 잔씩 마시는 것인데요. 퀘르세틴은 열에 강해서 최소 30분에서 1시간 정도는 끓여야 잘 용출되므로 푹 끓여서 달임차로 마시거나 육수로 활용하는 것도 좋은 방법입니다.

염증을 줄이는 생활습관 4가지

현대인의 병은 대부분 생활습관병입니다. 식습관을 비롯한 일상의 습관들이 병을 만들고 키우기 때문이지요. 만성염증도 예외는 아닙니다. 염증을 유발하는 습관들이 하나둘 쌓이면 나도 모르는 사이 염증이 잘 생기는 염증성 체질로 바뀔 수 있습니다. 너무 걱정하지는 마세요. 이는 바꿔 말하면 습관 하나만 바꿔도 염증을 줄일 수 있다는 말과 같으니까요.

운동도 열심히 하고 염증이 안 좋은 음식도 가려 먹는데도 염증으로 고생하고 계신가요? 생활 속 어떤 습관들이 염증성 체질을 만드는지 지금부터 알려드리겠습니다.

염증을 줄이는 습관 1

숙면을 취하세요.

만성염증과 가장 큰 연관성이 있는 습관 중 하나가 수면습관입니다. 수면은 아무것도 안 하고 그냥 누워 자는 시간이 아니라, 염증에 노출되었던 내 몸을 건강한 상태로 복구하는 귀한 시간입니다. 마치 하루 종일 갑옷을 입고 전쟁터에서 싸우고 난 뒤 저녁에는 갑옷을 벗고 부상당한 상처를 치유하는 것과 같습니다.

실제로 수면과 우리 몸의 염증 지표가 어떤 관계가 있는지, 약 72개의 실험들을 종합적으로 분석한 연구가 진행된 바 있습니다. 수면장애가 있을수록 염증 수치를 나타내는 CRP(C반응성 단백질) 수치가 증가하는 것으로 나타났습니다. 다시 말하면, 숙면을 취하지 못할수록 염증이 잘 생기는 체질이 될 수 있다는 뜻입니다.

또 한 가지 흥미로운 점은 무조건 많이 잔다고 좋은 것은 아니라는 것입니다. 수면시간이 8시간 이상인 경우에도 CRP 수치가 상승하는 것으로 밝혀진 바 있습니다. 숙면을 취하고자 한다면 7시간 정도가 가장 좋습니다. 수면도 습관입니다. 수면시간을 일정하게 유지하면서 때가 되면 잠이 오고, 때가 되면 깨어날 수 있도록 생체시계를 잘 관리하는 것이 중요합니다. 오전에는 충분히 햇빛을 쪼이고, 낮에는 부지런히 움직이세요. 늦은 밤의 야식이나 TV 시청은 되도록 피하고 정해진 시간에 잠자리에 들어서 좋은 신체 리듬을 유지하는 습관을 갖길 바랍니다.

염증을 줄이는 습관 2

자주 움직이세요.

염증을 부르는 또 다른 습관은 오랜 좌식 생활입니다. 사람은 본래 움직이는 동물입니다. 우리 몸은 팔다리를 움직이며 걷고 뛰면서 근육이 수축 이완할 때 혈액순환과 림프순환이 활성화되도록 설계되어 있습니다. 이 활동으로 인해 독소와 염증물질이 체내에 쌓이지 않고 쉽게 배출됩니다. 그런데 여러분의 일상생활은 어떤가요? 직업에 따라 다르겠지만 대부분의 사람들은 종일 앉아서 일을 하고 공부하고 있습니다. 이런 습관은 염증을 다스리는 데 매우 불리합니다. 따라서 평소 오래 앉아 지낼 수밖에 없는 사람에게 일주일 5회 이상의 꾸준한 운동은 선택이 아닌 필수입니다.

그런데 이미 만성염증에 시달리는 사람이라면 운동 횟수보다 중요한 것이 있습니다. 틈새 움직임이지요. 내내 앉아서 생활하다가 하루 1시간 운동만으로 움직임을 끝내기보다는 50분 앉기와 10분 움직이기를 반복하는 것이 원활한 순환을 유지하는 데 훨씬 효과적입니다. 짬짬이 일어나서 걷거나 스트레칭을 하는 것은 염증 물질의 배출을 촉진하면서 동시에 뇌의 피로와 마음의 스트레스를 푸는 방법이기도 합니다. 앉아 있는 시간이 길면 길수록 염증이 쌓이게 됩니다. 틈새운동을 공략해 보세요.

염증을 줄이는 습관 3

스트레스를 키우지 마세요.

사실 모든 스트레스가 독이 되는 것은 아닙니다. 적당한 스트레스는 외부의 공격과 스트레스에 저항하고 극복하기 위해 분비되는 '스트레스 호르몬', 즉 코르티솔Cortisol이라는 호르몬 분비를 증가시키기 때문입니다. 더불어 코르티솔 작용과 균형을 이루는 DHEADehydroepiandrosterone 호르몬, 다시 말해 '항스트레스 호르몬' 분비도 증가됩니다.

코르티솔 호르몬은 혈중 포도당을 높여 뇌와 각종 장기에서 필요로 하는 에너지를 공급하고, 동시에 염증을 억제합니다. 그래서 코르티솔 분비가 원활하지 않으면 만성염증에 시달릴 수 있습니다. 일시적인 스트레스가 해소되고 나면 상승했던 코르티솔 수치가 떨어지는데, 만약 스트레스가 계속되면 코르티솔이 조절되지 못하고 과도하게 분비됩니다. 이 상태가 반복돼 만성이 되면 어느 시점부터 코르티솔 수치가 뚝 떨어지고 덩달아 DHEA 수치도 감소합니다. 스트레스로 인해 부신 기능이 고갈되어 '부신피로' 상태에 이르렀기 때문입니다.

물론 스트레스는 빠른 시일 내에 해결하기가 어렵습니다. 그러나 같은 스트레스도 어떻게 받아들이냐에 따라 에너지를 갉아먹으면서 병을 키우는 부정적인 디스트레스Distress가 될 수도 있고, 반대로 면역세포를 활성화시키고 염증을 다스리는 긍정적인 유스트레스Eustress가 될 수 있습니다. 미국의 한 연구 결과에 따르면 '아, 스트레스받아'라고 생각하는 사람들보다 '아, 나는 스트레스를 받지만 이것은 내 건강에 꼭 나쁜 영향을 미치진 않을 거야' 하고 믿는 사람들이 훨씬 더 건강하게 장수하는 것으로 나타나기도 했습니다.

건강은 본인이 어떻게 마음먹느냐에 달려 있습니다. 당연한 말이지만 이는 변하지 않는 진리입니다.

염증을 줄이는 습관 4

물을 챙기세요.

염증에 좋은 음식을 많이 섭취한다 하더라도 몸에 독소가 많이 쌓여 있으면 효과를 보기 어렵습니다. 식품 속 각종 첨가물부터 미세먼지, 샴푸나 화장품, 염색약에 있는 화학성분뿐만 아니라, 스트레스로 생긴 활성산소, 운동을 한 후 생긴 젖산까지 체내에 축적되면 될수록 통증과 염증, 알레르기 질환에 쉽게 노출될 수 있습니다. 이렇게 매일 쌓이는 독소를 우리 몸은 어떠한 방법으로 처리할까요? 대부분은 물을 통해서 씻어냅니다. 대변, 소변, 땀을 통한 독소 배출은 모두 물을 통해서 이루어지거든요.

그래서 수분이 부족한 탈수 상태에 놓이면 염증이 잘 생길 수밖에 없습니다. 체내 수분량은 영유아 때는 80% 정도였다가 성인이 되면 70%, 노년기로 접어들면 60%까지도 감소합니다. 그만큼 염증 배출이 어려운 몸으로 바뀝니다. 탈수 상태에 놓이면 혈액의 점도가 올라가고 끈끈해져 혈액순환 장애가 발생합니다. 또 뇌를 순환하는 수분이 부족해지면 뇌조직의 노폐물 배출이 안 되어 신경조직에 염증이 잘 생깁니다. 그만큼 수분은 염증과 떼려야 뗄 수 없는 관계에 놓여 있습니다. 물 마시는 방법에 대해서는 뒷장의 '염증을 없애는 물 디톡스' 편(p.173)을 참고하시길 바랍니다.

효과가 입증된 4가지 항염증 음식

백세 시대를 살아가는 데 가장 위협이 되는 질병 다섯 가지를 꼽으면 암, 심장질환, 당뇨, 관절염 그리고 치매가 있습니다. 백세 시대의 5대 질환이지요. 각기 다른 질환 같지만 공통점이 있는데, 바로 만성염증과 관련이 있다는 것입니다.

누구도 원치 않는 위험 질환이 생기는 원인과 기전에는 늘 염증이 깔려 있습니다. 한의학에서도 급성염증부터 만성염증까지 염증을 다스리는 천연약재의 종류가 매우 다양합니다. 염증을 치료하는 식품이나 영양소에 대한 연구 또한 양·한방에서 모두 활발하게 진행되고 있고요. 그중에서도 염증을 없애는 데 효과가 있는 음식 4가지를 소개합니다.

1. 꿀풀과 식물

염증을 없애는 첫 번째 음식은 '꿀풀과 식물'입니다. 꿀풀과 식물의 특징은 향긋한 향인데, 우리에게는 '허브Herb'라는 이름으로 많이 알려져 있습니다. 대표적으로 박하, 로즈마리, 바질, 라벤더 등 다양하며, 깻잎 같은 한국 전통 꿀풀과 식물도 있습니다. 이들이 내뿜은 향은 원래 식물이 스스로를 보호하고 생존하기 위해 만들어낸 휘발성 성분인데요. 특히 꿀풀과에 속하는 허브를 섭취하면 강력한 항염 작용을 하는 것으로 학계에 보고되고 있습니다.

화한 맛과 향이 특징인 박하도 항염 효과가 매우 뛰어나 한의학에서 오랜 시간 천연소염제로 사용하고 있습니다. 특히 피부염이나 구내염, 식도염, 위염처럼 상피 조직의 염증을 다스리는 작용이 탁월하지요. 또한 대부분의 꿀풀과 식물은 위장 운동을 촉진시키는 강력한 힘을 가지고 있습니다. 그래서 식사 후에 입가심으로 박하사탕을 먹는 습관도 소화에 도움이 되긴 합니다만, 설탕 성분이 많아 그리 추천하지는 않습니다. 대신 소화불량증이나 만성위염으로 오래 고생했던 분들이라면 식후에 박하차를 마셔보세요. 큰 효과를 볼 수 있을 것입니다.

2. 보라색 컬러푸드

우리가 먹는 식물에는 향만 있는 것이 아니라 색깔도 있습니다. 식물이 만들어내는 각종 유기화합물이 독특한 색소 성분을 내는 것인데요. 다양한 컬러 푸드 중에서도 염증을 줄이는 데 가장 직접적인 효과가 있는 것이 바로 '보라색 컬러푸드'입니다. 보라색 색소 성분이 풍부한 음식으로는 입술이며 손가락까지 온통 시커멓게 물들게 하는 오디와 블루베리 같은 베리류, 포도, 가지, 비트 같은 채소, 흑미 같은 곡식이 있습니다.

보라색을 만드는 파이토케미컬Phytochemical 성분이 바로 안토시아닌Anthocyanin인데, 보라색에서부터 검정, 블루, 붉은색까지의 컬러 스펙트럼을 만들어냅니다. 안토시아닌은 비타민C에 비해 활성산소를 제거하는 능력이 약 2.5배 뛰어나며, 염증과 노화로부터 세포 손상을 막는 방패 역할을 합니다. 주의할 점은 보라색 컬러 푸드 중에 한의학적으로 성질이 냉한 것에 속하는 식품이 많이 있다는 사실입니다. 특히 체질이 냉하거나 위장이 냉한 사람이 냉한 식품을 과잉섭취할 경우 기초체온이 떨어지고, 묽은 변이나 설사가 나올 수 있으므로 주의가 필요합니다.

3. 오메가-3

염증을 없애는 효과가 입증된 성분 중 하나는 '오메가-3'입니다. 오메가-3는 혈관을 깨끗하게 하고 콜레스테롤을 낮추는 작용이 있어 심장병 발생률을 낮추며 두뇌 건강에도 필수인데요. 최근에는 염증 제거 효과까지 더해져 재조명을 받고 있습니다. 오메가-3가 체내 염증해소 촉진전달자SPMs, Specialized Pro-resolving Mediators라는 항염증 물질을 생성하여 만성염증을 억제하는 효능이 있다는 연구 결과가 발표되었기 때문입니다. 오메가-3는 체내 합성이 되지 않기 때문에 반드시 따로 섭취해야만 하는데, 고등어, 꽁치, 멸치 같은 생선에는 EPA, DHA 같은 오메가-3가 풍부하니 자주 섭취하면 좋습니다.

견과류와 씨앗에는 ALA(알파-리놀렌산, Alpha-linolenic acid)라는 오메가-3가 풍부합니다. 이 성분은 염증 반응성 단백질인 CRP수치를 낮추는 것으로 알려져 있지요. 기름류 중에서는 들기름에 가장 풍부합니다. 최근 오메가-3의 여러 효능들이 알려지면서 보충제도 많이 판매되고 있는데, 아무리 몸에 좋은 지방이라도 1일 총 열량의 10% 이상을 섭취하면 오히려 콜레스테롤 양이 증가할 수 있습니다. 또한 지나치게 많은 양을 섭취할 경우 출혈을 억제하지 못해 뇌출혈로 이어질 수 있기에 기저 질환이 있는 사람이 오메가-3를 영양제로 복용할 때는 꼭 주치의와 상의 후 복용 여부를 결정해야 합니다.

4. 황 성분이 풍부한 음식

'유기황 화합물'이 풍부한 음식도 염증을 없애는 데 탁월한 효과를 보이고 있습니다. 황은 유황온천이나 암석에서 많이 발견되는 성분이자 인체를 이루는 주요 구성 성분이기도 합니다. 머리카락을 태우면 나는 불쾌한 냄새가 바로 황 성분 때문이지요. 황은 체내에서 여러 역할을 하는데, 특히 간 해독 기능을 활성화하기 때문에 만성염증을 다스리는 데 도움이 됩니다.

이 유기황 화합물이 풍부한 음식으로는 마늘, 부추, 파, 양파 같은 백합과 채소를 비롯해 배추, 무, 양배추 같은 십자화과 채소가 있습니다. 재미있는 것은 앞서 나열한 채소들이 함께 버무려진 것이 다름 아닌 '김치'라는 사실입니다. 너무 짜거나 매운 김치는 혈압을 높이고 콩팥에도 안 좋은 영향을 주지만 간을 적당하게 맞춰 적정량을 섭취하면 만성염증을 다스리는 데 도움이 되는 항염증 푸드가 됩니다.

다만 황이 풍부한 식품을 섭취할 때는 주의할 점이 있습니다. 파와 마늘 같은 채소는 자극적이라 지금 몸 어딘가에 급성염증 반응이 있다면 과잉섭취는 피하셔야 합니다. 또한 식도염이나 위염, 장염 같은 소화기계의 염증이 심할 때도 주의가 필요합니다. 그리고 백합과 채소는 한의학적으로 열성 식품에 속하기 때문에 체질적으로 열이 많은 분들이나 사상체질에서 소양인에 속하는 사람이 과잉섭취할 경우 두통과 피부 트러블을 유발할 수 있습니다. 갑상선 질환의 경우에도 십자화과 채소의 과잉섭취는 주의해야 합니다.

염증을 없애는 '물 디톡스'

갑작스러운 탈수는 갈증을 유발하지만 탈수가 조금씩 진행되는 만성탈수의 경우에는 갈증이 잘 느껴지지 않습니다. 그래서 스스로 탈수 상태에 있는지 모르는 사람이 의외로 많습니다. 커피 같은 이뇨작용이 있는 음료수를 달고 살면서 물은 잘 마시지 않는 사람, 평소에 장 건강이 좋지 않아 묽은 변이나 설사가 자주 나오는 사람은 만성탈수를 의심해 봐야 합니다. 또 나이가 들면 콩팥에서 소변을 농축하는 기능이 떨어지기 때문에 소변이 자주 마렵고 갈증을 느끼는 감각이 둔해지면서 자연스럽게 탈수가 진행됩니다.

보통 하루에 약 2L의 물을 마셔야 한다고 말하지요. 하지만 각자의 몸무게에 따라 물의 1일 적정섭취량은 달라져야 합니다. 몸무게에 0.03을 곱하면 내 몸이 하루에 필요로 하는 수분량을 구할 수 있는데, 예를 들어 몸무게가 70kg이라면 2.1L, 50kg이라면 1.5L가 됩니다.

그러나 이를 모두 물로만 섭취할 필요는 없습니다. 평소 채소, 과일을 많이 먹는다면 식품을 통해 섭취하는 수분량으로 약 1L 가까이 채울 수도 있습니다. 2020년도 한국영양학회 연구에 따르면 남성은 하루 900ml 이상, 여성은 600~800ml 정도 수분을 섭취하는 것이 적절하다고 보고 있습니다. 또한 개인의 근육량, 순환 속도, 콩팥 기능 정도 등에 따라서도 달라질 수 있고, 신장질환 등 일부 질환이 있을 때는 수분 섭취를 오히려 제한해야 하는 경우도 있습니다.

물은 하루 몇 리터의 양을 마시느냐보다 한 잔을 마시더라도 제대로 마시는 것이 더 중요합니다. 물 디톡스만 잘해도 우리 몸은 나쁜 염증이 잘 생기지 않는 환경이 됩니다.

다음 7가지 물 디톡스 수칙을 실천해 보세요.

1. 갈증이 나기 전에 물 마시기

갈증을 느낄 때만 물을 마시는 습관에서 벗어나세요. 갈증을 느끼기 전에 물을 조금씩 마셔서 세포를 항상 촉촉한 상태로 유지시켜 주는 것이 좋습니다.

2. 화장실 다녀온 후 물 마시기

비워냈기 때문에 가장 쉽게 물을 받아들일 수 있는 타이밍입니다. 평소 소화력이 약한 사람은 물도 소화 흡수가 안될 수 있으니 화장실을 다녀온 뒤 복압이 낮아졌을 때에는 꼭 수분 섭취를 챙겨주세요.

3. 물을 차처럼 마시기

물은 한꺼번에 벌컥벌컥 마시는 것보다 차처럼 한 모금씩 마시는 것이 좋습니다. 갑자기 많이 마시면 혈액 속의 나트륨 농도는 똑같은데 수분량만 증가해 저나트륨혈증이 생길 수 있거든요. 특히 맥이 약하거나 느리게 뛰는 사람 즉, 저혈압이거나 혈액 순환이 느린 사람은 이러한 전해질 불균형이 발생할 가능성이 높기 때문에 각별한 주의가 필요합니다.

4. 물 대신 차 마시기는 NO!

모든 차가 그런 것은 아니지만 녹차나 홍차, 커피에는 이뇨 성분이 있습니다. 이뇨작용을 일으키는 차를 즐기는 사람이라면 '물 대신 차'를 마실 것이 아니라 차를 마신 만큼 수분을 추가로 섭취해야 수분 균형이 유지됩니다.

5. 너무 차거나 뜨거운 물은 NO!

차가운 물은 위장으로의 혈류를 떨어뜨려서 물이 위장관에서 소화 흡수되는 것을 방해합니다. 반대로 뜨거운 물을 마시면 위식도 점막의 손상과 염증을 일으킬 수 있습니다. 미지근한 상온 정도의 물이 흡수율도 높고 몸에 가장 부담이 없다는 사실을 기억하세요.

6. 하루를 음양탕 한 잔으로 시작하기

음양탕은 따뜻한 물과 차가운 물을 섞어 만든, 순환하는 물을 말합니다. 하루 중에서 탈수가 가장 많이 진행된 때가 아침 기상 후 공복 상태인데요. 이때 음양탕 한 잔을 천천히 마시면 잠자고 있던 위장관을 깨우면서 소화작용이 촉진되고, 탈수를 보충할 수 있습니다.

7. 갈증이 심할 때는 맹물 마시지 않기

땀을 많이 흘리거나 갑작스러운 구토와 설사로 수분과 전해질이 같이 빠져나간 경우에는 갈증이 심하게 날 수 있습니다. 이런 경우 혈중 전해질 농도가 떨어지고, 우리 몸에서는 떨어진 전해질 농도를 다시 맞추기 위해 보상기전으로 소변을 통해 수분을 배출시킵니다. 그렇게 되면 아무리 물을 마셔도 갈증이 해소되지 않습니다. 물을 마실수록 탈수가 되는 '자발적 탈수 Voluntary dehydration' 상황이 되기 때문이지요. 이럴 때는 물 1컵(240ml)에 소금 1/2작은숟가락(2.5g)을 추가해 체액과 같은 농도로 만들어 먹어야 탈수 상태에서 회복될 수 있습니다.

6장

체질별 염증 관리

타고난 체질은 다 다릅니다

개인이 본래 타고난 바를 '체질'이라고 하는데, 체질에 맞지 않는 음식을 먹거나 생활습관을 지속하면 체내에 독소가 쌓이게 됩니다. 특히 장독소, 림프독소, 혈액독소가 많이 쌓이면 나쁜 염증이 잘 생깁니다. 몸에 좋다는 식단이나 운동만을 무작정 열심히 하는 것보다 자신의 체질을 알고 그에 맞게 관리하면 훨씬 효율적으로 건강을 관리할 수 있습니다.

바다를 항해하는데 바람과 돛이 없다면 배가 나아가는 속도가 매우 느리겠지만, 바람이 돛을 조금만 밀어주면 날개를 단 듯 쑥쑥 나아가겠지요. 여기서 바람과 돛의 역할을 하는 것이 바로

'체질관리'입니다.

한의학에서는 체질을 분류하는 방법이 여러 가지 존재합니다. 많이 알려진 '사상체질'이 있고, 8개로 나누는 '8체질'도 있고, 오장육부의 강약에 따라서 5개의 '오행체질'로 나누기도 하지요. 그런데 이러한 체질분류는 전문가의 정확한 진단이 필요하기 때문에 혼자 판단하기는 어려울 수 있습니다.

책에서는 가장 간단하게 알아볼 수 있는 체질분류법으로 내 몸의 경향성을 파악하는 정도로만 접근해 보려 합니다. 지금까지는 일반적인 염증 관리법에 대해 소개했다면, 이번에는 개인 맞춤으로 좀 더 세밀하게 염증 관리를 할 수 있는 방법을 알려드리겠습니다.

염증 해방을 위한 체질 알기, 한열조습

열이 많은 체질, 냉한 체질이라는 말을 들어본 분들 많으시죠? 여기에 습한 체질, 건조한 체질까지 더하여 분류해 보면 다음 장의 그림과 같이 나타낼 수 있습니다.

Y축 위쪽은 열이 많은 체질, 아래쪽은 냉한 체질, X축 오른쪽은 습한 체질, 왼쪽은 건조한 체질이 자리합니다. 참고로 한의학에서 열이 많은 체질, 냉한 체질의 개념은 몸에 열이 많거나 차다의 개념도 있지만 정확히는 대사속도가 빠른 체질과 느린 체질을 구분하는 개념입니다. 그리고 습한 체질과 건조한 체질의 개념은 수분대사의 정도를 구분하는 개념이지요. 한열조습의 정

열(熱)
조열
열이 많으면서 건조한 체질
습열
열이 많으면서 습한 체질
조(燥)
습(濕)
한조
냉하면서 건조한 체질
한습
냉하면서 습한 체질
한(寒)

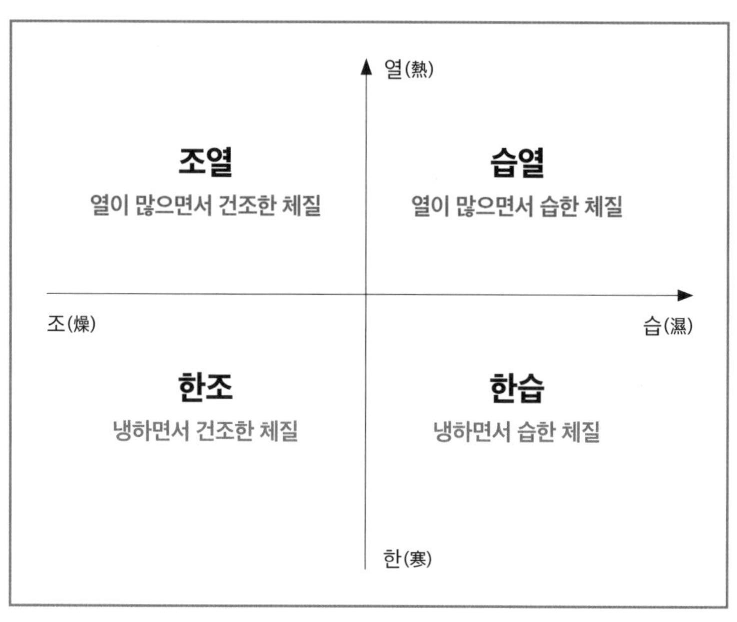

〈한열조습〉

도는 사람마다 다 다르고, 이런 편차에 따라 체질적 경향이라는 것이 생깁니다.

각 체질별로 평소에 잘 나타나는 증상들이 있습니다. 냉한 체질은 추위를 많이 타고 손발이 차고 식욕이 적고 소변색이 맑고 설사를 자주 하는 경향이 있으며, 목소리가 작고 조용한 편입니다. 열이 많은 체질은 더위를 많이 타고 갈증을 잘 느끼며 늘 시원한 물을 마시고 싶어 하고 식욕이 왕성하고 소변색이 짙고 변비 경향이 있으면서 목소리가 크고 성격이 활발한 편입니다.

건조한 체질은 많이 먹어도 살이 잘 찌지 않고 피부가 건조하면서 탄력이 없고 입이 잘 마르고 얼굴이 잘 달아오르며 빈혈이 아닌데도 어지럼증을 자주 느끼고 변비 성향이 있습니다. 습한 체질은 몸이 무겁고 잘 붓고 물만 먹어도 살이 찌고 속이 쉽게 더부룩하고 평소 머리가 무겁게 느껴져서 정신이 맑지 않고 묽은 변을 자주 보고 움직임이 느리거나 성격이 느긋한 편입니다.

그런데 사람은 보통 한열조습이 섞여 입체적인 모습으로 나타납니다. 그래서 습열 체질(열이 많고 습한 체질)이 있고, 조열 체질(열이 많으면서 건조한 체질)이 있을 수 있습니다. 또한 한조 체질(냉하면서 건조한 체질)이 있고, 한습 체질(냉하면서 습한 체질)이 존재합니다. 왼쪽 그림을 살펴보면 1사분면에는 습열한 체질, 2사분면에는 조열한 체질, 3사분면에는 한조한 체질, 4사분면에는 한습한 체질이 해당되겠지요. 같은 1사분면에 자리하지만 열이 많은지 습이 많은지에 따라 찍히는 좌표가 다를 수 있습니다. 또한 몸의 균형이 심하게 깨졌거나 균형이 오래 지속되었던 사람은 다양한 증상이 섞여 나타나기도 합니다.

우선 각각의 체질별 간단한 특성과 이에 따라 염증을 잠재우는 관리법에 대해 알아보겠습니다.

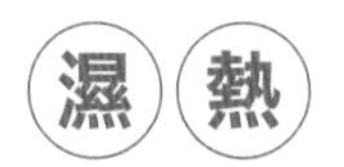

습열한 체질

열이 많고 몸이 잘 붓는 체질로 특히 상체비만이 많습니다. 또한 고혈압, 당뇨 같은 성인병과 심혈관질환, 중풍 같은 혈관질환이 쉽게 생기는 체질이지요. 기저질환이 있기 때문에 염증 관리가 더 어려운 경우가 많습니다.

습열한 체질을 가진 사람이 기름진 보양식이나 보약, 영양제에 의지하게 되면 만성염증을 부추길 수 있습니다. 참외, 수박, 호박, 오이, 냉이, 상추, 율무, 콩처럼 열기를 식히고 동시에 습기 배출에 도움이 되는 음식으로 체질을 다스리며, 평소 걷기 운동과 하체강화 운동을 꾸준히 하는 것이 건강 관리에 도움이 됩니다.

1년 중에서는 습하고 더운 여름 장마철이나 여름에서 가을로 넘어가는 시기에 면역의 균형이 잘 깨지는데, 이때 대상포진이나 생식기 포진 등 여러 염증성 질환에 시달리기 쉽습니다.

((check point — 습열체질))

☑ 특징: 더위 많이 탐, 땀 많음, 상체비만, 혈압, 중풍, 심혈관질환 다수

☑ 주의사항: 보약이나 영양제 섭취를 주의할 것(열량이 높은 홍삼, 녹용 등)

☑ 추천 식품: 참외, 수박, 오이, 호박, 율무, 콩, 상추 등

☑ 추천 운동: 걷기, 하체강화 운동

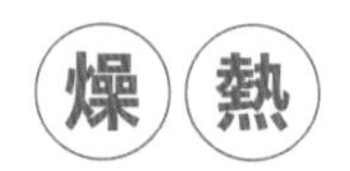

조열한 체질

살은 잘 찌지 않지만 노화가 빨리 찾아오고 만성적으로 탈수 상태에 있는 분들이 많습니다. 더불어 퇴행성관절염, 조기완경, 자궁질환, 갑상선 항진증 같은 질환이 잘 생길 수 있습니다.

이 체질은 땀을 너무 많이 흘리는 고강도 운동을 자주 하면 관절의 노화를 부추길 수 있으니 주의하셔야 합니다. 운동과 식단의 비중을 3:7로 두고, 먹는 것에 훨씬 더 신경을 써야 합니다. 특히 조열체질은 수분 섭취가 가장 중요한데요. 가지, 시금치, 블루베리, 딸기, 토마토, 메밀 같이 냉하거나 차가운 성질을 가지고 있으면서 보습하는 작용이 더해진 음식이 건강 관리에 도움이 됩니다.

다른 체질과 비교했을 때 과로가 만성염증의 원인이 되는 경우가 가장 많습니다.

((check point — **조열체질**))

☑ 특징: 노화, 탈수, 퇴행성관절염, 조기 완경, 자궁질환, 갑상선항진증 다수

☑ 주의: 과로

☑ 추천 식품: 수분, 가지, 시금치, 블루베리, 딸기, 메밀 등

☑ 추천 운동: 고강도 운동 주의, 운동보다 식단

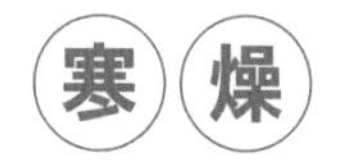

한조한 체질

운동을 해도 근육이 잘 안 생기고, 소화흡수 기능이 약한 체질입니다. 그래서 운동과 식단의 병행효과가 다른 체질들보다 훨씬 더디게 나타날 수 있습니다. 그럼에도 불구하고 꾸준히 운동을 하되 유산소보다는 근력운동에 좀 더 신경을 써야 합니다.

식사는 한 번에 많이, 1일 3식을 하는 것보다 소식하면서 1일 6식으로 여러 번에 나눠 섭취하는 것이 도움이 됩니다. 물론 모든 끼니를 다 밥으로 먹을 필요는 없고요. 살구, 포도, 모과, 잣, 호두, 부추, 연근, 연어 같이 따뜻한 성질을 지니면서, 건조함을 촉촉하게 보습시켜 주는 음식이 염증 관리에 도움이 됩니다.

춥고 건조한 겨울에 면역력이 가장 떨어지고 염증도 자주 생기기 때문에 겨울철 건강 관리에 각별히 신경 써야 합니다.

((check point — **한조체질**))

- ☑ 특징: 감기, 장염, 알레르기 비염, 위축성 위염, 겨울철 건강 관리 필수
- ☑ 주의: 과식, 체온 관리
- ☑ 추천 식품: 보약이나 영양제 추천, 살구, 포도, 모과, 잣, 호두, 부추, 연근, 연어 등
- ☑ 추천 운동: 꾸준한 운동, 근력운동 위주

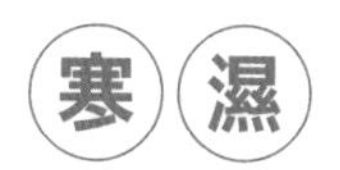

한습한 체질

특히 하체 순환이 잘 안돼 장독소와 림프독소가 잘 쌓이는 체질입니다. 이 체질에는 관절염이나 갑상선 기능저하증이 찾아오기 쉽습니다.

기운이 쉽게 처지는 체질이라 움직이기 싫어하는 경향이 있는 만큼 의식적으로 몸을 부지런히 움직여야 합니다. 유산소운동과 하체 스트레칭을 꾸준히 하는 것이 가장 좋습니다. 기초체온을 올리고 습기를 조절하는 것이 면역과 염증 관리의 중요한 포인트입니다.

파, 마늘, 계피, 생강, 고추, 작두콩 같이 성질이 따뜻하면서 수분을 조절하는 작용이 있는 음식이 건강 관리에 도움이 됩니다. 또 일상생활에서는 몸을 따뜻하게 덥혀서 순환을 돕고 적절하게 땀을 배출할 수 있는 반신욕이 가장 추천되는 체질입니다.

((check point — **한습체질**))

☑ 특징: 부종, 하체비만, 관절염, 갑상선기능저하, 우울증

☑ 주의: 하체순환을 방해하는 꽉 끼는 옷

☑ 추천 식품: 파, 마늘, 양파, 계피, 생강, 작두 등

☑ 추천 운동: 유산소운동, 하체 스트레칭

1부에서는 염증이 무엇이며, 왜 쉽사리 끝나지 않고
만성염증으로 이어지는지 그 근본 원인과 해결책에 대해서
알아보았습니다. 2부는 머리끝에서부터 발끝까지 현대인들이 시달리고
있는 부위별 만성염증에 대한 이야기입니다. 종류가 너무 많아 가장
많이 겪는 염증 위주로 그 해결 방법을 나누려 합니다.
구성은 인체를 크게 상부, 중간부, 하부와 말초신경계 주요 부위로
나눴고, 해당 부위에 흔히 생기는 만성염증을 다뤘습니다.
더불어 각각의 만성염증의 예방과 치료에 도움이 되는
식치 레시피도 함께 소개합니다.
사람마다 잘 생기는 만성염증은 조금씩 다를 수 있습니다. 예컨대 눈에
염증이 잘 생기는 사람이 있는가 하면, 목에 염증이 잘 생기는 사람도
있고, 위장이나 장에 염증을 달고 사는 사람들도 있습니다.
모두 염증이라고 불리지만 부위마다 염증이 발생한 원인도,
구체적인 해결법도 달라집니다. 우리 몸의 이목구비와 오장육부에는
각각 고유한 특성이 있어, 그 특성에 맞게 다스려야만 비로소
만성염증으로부터 벗어날 수 있기 때문입니다. 지금부터는 부위별
만성염증을 음식으로 다스리는 방법을 알아보도록 하겠습니다.

2부

염증 식치

내 몸을 살리는 음식 처방전

식치, 자생력을 살리는 음식의 힘

현대인의 많은 병에는 사실 치료약이 없습니다. 고혈압, 당뇨, 고지혈증 등은 약을 먹는다고 해서 쉽게 사라지지 않습니다. 그 때문에 약을 평생 달고 살아야 하는 분들도 많이 계실 겁니다. 대부분 치료가 아니라 관리를 위한 약이기 때문인데, 만성염증도 마찬가지입니다.

시대가 바뀌고 이에 따라 인간에게 찾아오는 병의 종류와 형태도 많이 바뀌었습니다. 모든 질환에 '관리'가 중요한 시대가 되었다고 볼 수 있습니다. 급성염증이라면 적절한 약으로 어느 정도 해결되지만, 만성염증은 꾸준한 관리로 염증이 다시 생기지 않을 수 있는 환경을 만들어주어야 합니다.

팔, 다리 근육이 가늘어지면서 노화되고 염증이 생기는 것을 막으려면 운동을 하면 됩니다. 그렇다면 내장기관이 약해지고 노화되며 염증이 잘 생기는 것을 막으려면 무엇을 해야 할까요? 이목구비를 비롯해 내장기관, 신경은 내 의지로 운동을 시킬 수도 없고 단련할 수도 없습니다. 그러나 답은 있습니다. 우리가 매일 먹는 '음식'으로 관리하면 됩니다. 약이나 영양제보다 음식을 기본으로 챙겨야 합니다.

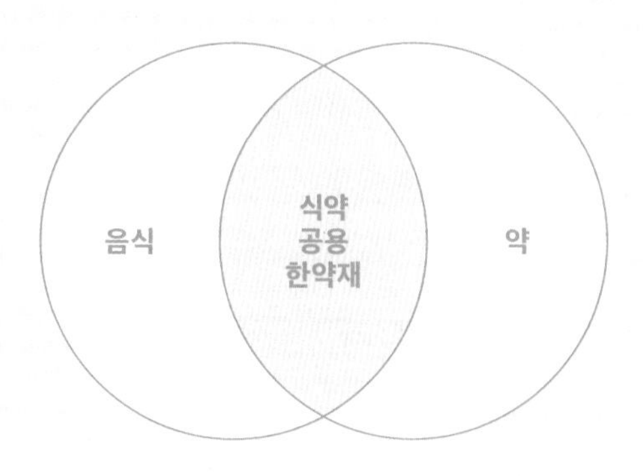

한의학에서는 음식으로 병을 치료하는 것을 '식치食治', 약으로 치료하는 것을 '약치藥治'라고 말합니다. 그리고 무엇보다도 병을 관리하는 데 있어 약치보다는 식치를 최우선으로 삼고 있습니다. 식약동원食藥同源이라는 말처럼 음식과 약이 병을 치료하는 이치는 같습니다. 약성이 부드러워 매일 먹어도 괜찮은 것은 '음식'이라 하고, 약성이 강해 필요할 때만 써야 하는 것을 '약'이라고 합니다. 물론 음식 중에서도 생강, 대추, 율무, 박하처럼 약성이 매우 뛰어나 식약 공용 한약재의 범주에 속하는 것들이 있기도 합니다.

제 경우에는 식치와 약치를 병행하며 치료하고 있습니다. 급성염증이라면 약성이 강한 약재로 약치를 해서 급한 불을 끄고, 만성염증이라면 장기적 관점으로 병을 바라보고 치료해 나가야 하기 때문에 약성이 부드러운 음식 약재로 식치합니다. 저를 찾아오는 환자들은 대부분 만성염증으로 고생하는 분들이 많기 때문에 식치로 다스리는 경우가 많습니다.

가령 만성 피부염으로 고생하고 계신 분이라면 해독과 독소 배출에 좋은 산미나리, 피부 재생을 돕는 돈나물, 가려움증을 완화하는 숙주나물 등이 좋은 약재가 됩니다. 개인의 체질과 상태를 고려하여 만성염증을 다스리는 약재들로 구성한 식치 처방을 해서 약을 만들어드립니다.

식食 **치**治
= 음식으로 병을 다스린다

식치라는 말을 처음 듣는 분들은 낯설게 느껴질 수도 있는데, 글자 그대로 음식 식食과 다스릴 치治, '음식으로 병을 다스린다'는 뜻입니다. 음식의 다양한 성미와 작용에 따라 치료 효과를 얻는 방식을 말하지요. 그렇기에 식치는 식탁에서 흔히 보는 곡식, 채소, 과일, 버섯, 허브 등 우리가 흔히 접할 수 있는 재료들을 주로 사용합니다. 만성질환, 특히 만성염증을 치료하고 관리 및 예방하는 데 있어 더없이 좋은 대안입니다.

저런 식재료들이야 평소에도 많이 먹고 있고 평범해 보이기도 해서 '음식으로 치료가 될까?' 하고 생각할 수도 있습니다. 그렇지만 같은 음식이라도 먹는 방법에 따라 약성을 높일 수도, 반대로 부드럽게 중화할 수도 있습니다. 어떤 음식과 함께 먹느냐에 따라, 즉 음식 궁합에 따라 더 큰 시너지 효과를 낼 수도 있고요. 반대로 어떤 사람이 먹느냐에 따라 효능과 효과가 달라지기도 합니다.

따라서 식치는 단순히 '어디에 어떤 음식이 좋다더라' 하는 공식이 아니라 나의 체질과 증상에 맞는 음식을 찾아 치료하는 섬세하고 정교한 방법이며, 불필요한 염증이 오래 머물지 않게끔 전체적인 몸의 균형을 잡아나가는 과정입니다. 이러한 개념을 바탕으로 2부에서는 '식치'라는 용어가 자주 사용될 것입니다. 용어로 인해 내용을 어렵게 받아들이지 않으시길 바랍니다.

우리 몸을 부위별로 나눠 왜 특정 부위에 염증이 자주 생기는지, 그리고 왜 이 염증이 만성으로 진행되어 오랜 시간 괴롭히는지를 먼저 이해한다면 식치가 훨씬 쉬워집니다. 지금 여러분을 괴롭히는 염증이 있다면 원인을 파악해 보고, 이를 해결하는

데 도움이 되는 식치를 시도해 보세요.

진료실에서 직접 뵙지 못하는 많은 분들께 가능한 한 도움이 될 수 있도록, 일상에서 쉽게 접할 수 있는 음식으로 가장 간단하게 식치하는 방법을 소개할 예정입니다. 다만 주의할 것은 2부에서 소개하는 처방들은 치료가 아닌, 일상에서 스스로를 치유하는 데 도움이 될 수 있는 식치 방법이라는 겁니다.

내 몸에 대해 잘 모르고 있거나 특정 질환이 있거나 건강 상태가 불안정한 상황이라면, 식치를 시작하기 전 관련 의료기관 전문의의 정확한 진단과 치료가 우선되어야 함을 밝힙니다.

7장

상부의 염증

얼굴·뇌 부위의 만성염증

인체는 상·하축의 순환이 중요합니다. 머리끝에서부터 발끝까지 혈액순환, 림프순환 그리고 열순환이 잘되어야 합니다. 한의학에서는 이를 수승화강水升火降이라고 합니다.

빛을 많이 쬐거나, 스트레스를 많이 받거나, 가슴에 화火가 많을수록 인체 상부로 열이 치솟습니다. 화기火氣가 눈에 쌓이면 눈이 충혈되고 건조해지며, 화기가 코 안에 쌓이면 코가 건조해지고 잘 막힙니다. 화기가 신경에 쌓이면 예민해지고 그로 인해 자율신경의 균형이 깨지기도 합니다. 상부로 쏠리는 화기가 아래로 잘 순환될 수 있도록 길을 터주는 것이 인체 상부에 생기는 만성염증을 해결하는 시작점이라 할 수 있습니다.

눈의 염증을 다스리는 '구기자'

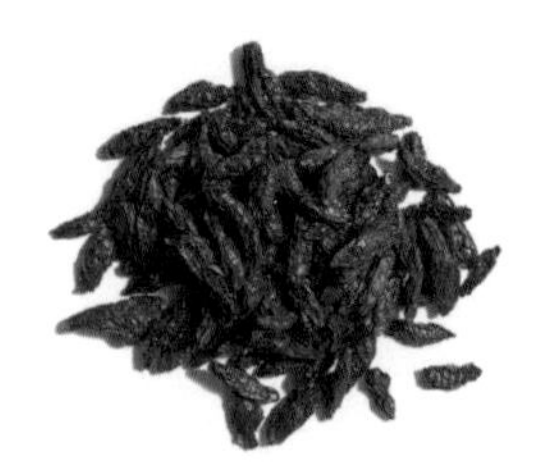

언젠가부터 눈 영양제가 유행하고 있습니다. 영양제 좀 드신다는 분들은 루테인을 들어보셨을 겁니다. 루테인Lutein, 그리고 짝꿍처럼 붙어 다니는 지아잔틴Zeaxanthin은 노란색과 주황색을 띠는 색소 성분이자 카로티노이드Carotenoid(광합성 생물과 동물에게 볼 수 있는 색소로 빨강, 주황, 노랑 계열 색소군으로 구성)의 일종으로, 염증을 억제하는 등 강력한 항산화 작용을 하는 성분입니다. 시세포가 모여 있는 망막에도 이 색소들이 몰려 있는 곳이 있는데요. 바로 '황반'이라는 황반색소입니다.

황반의 주변부에는 루테인이, 중심부에는 지아잔틴이 분포

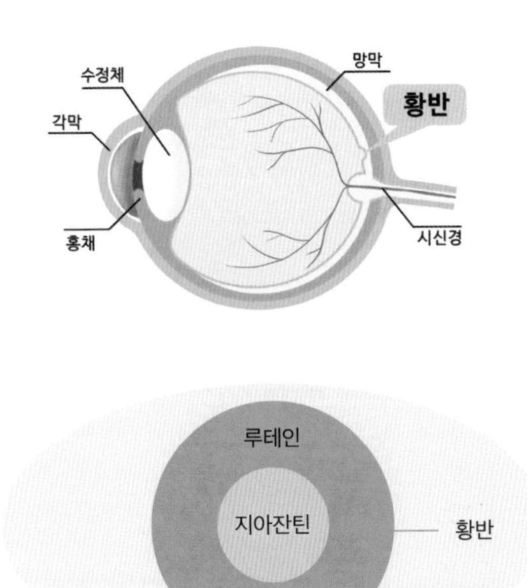

해 있습니다. 그래서 노랗게 보여 이름도 '황반'이라 불리는 것이지요. 눈을 뚫고 들어오는 자외선은 피부 노화와 염증 악화에 결정적인 역할을 하여 눈 건강에 악영향을 끼치는데, 그로부터 망막을 보호하는 역할을 하는 것이 바로 '황반색소'입니다.

그런데 눈의 노화가 진행되면 황반색소의 밀도가 떨어지기 시작합니다. 50~60대가 되면 20대의 절반 수준까지 떨어지기도 합니다. 자외선의 공격으로부터 망막을 보호하는 힘이 줄어들고 약해진다는 말입니다. 루테인과 지아잔틴은 체내에서 자체적으로 생성되는 물질이 아니기 때문에 별도의 섭취를 통해 보충해야 합니다. 최근 이 사실이 대두되면서 루테인 성분의 영양제를 복용하는 분들이 부쩍 늘어났습니다.

하지만 영양제만 먹는다고 해서 눈이 건강해질까요? 영양제보다 더 중요한 것은 '혈액'입니다. 혈액은 눈에 산소와 영양을 공급하고 염증 물질들을 씻어내는 역할을 합니다. 그래서 혈액이 깨끗해야 눈이 밝아집니다. 눈으로 가는 혈관이 건강해야 눈이 건강할 수 있는 것입니다.

우리 몸의 대사 과정에서 생성되는 물질 중 혈액을 탁하게 만들고 혈관을 망가뜨리는 대표적인 독성 물질이 호모시스테인 Homocysteine인데요. 혈중 호모시스테인 수치가 높아지면 백내장이 촉진되고 근시나 시력장애 같은 여러 문제가 발생할 수 있습니다.

따라서 눈 건강을 지키려면 점차 감소하는 황반색소도 보충하는 동시에 호모시스테인 같은 세포 독성 물질을 해독할 수 있는 음식을 꾸준히 섭취하는 것이 좋습니다. 이러한 약성을 가진 음식 중 하나가 '구기자'입니다. 영어로는 Gojiberry, 이름처럼 베리류의 한 종류이지요.

구기자는 외국에서 슈퍼푸드로 잘 알려져 있어 그 효과를 증명하는 연구들도 정말 많습니다. 몇 가지를 살펴보면 안구건조증이나 갑자기 눈이 침침해지는 시력 저하를 개선하는 것은 물론, 최근 유병률이 높아지고 있는 황반변성의 예방에도 도움이 되는 것으로 나타났습니다. 실제로 65세에서 70세 사이의 성인에게 3개월 동안 구기자를 섭취하게 한 결과 체내 지아잔틴과 항산화성분이 크게 증가하고 황반의 색소 밀도가 높아진 것을 확인할 수 있었습니다. 또 구기자에는 호모시스테인을 해독하는 베타인Betaine 성분도 풍부해서 혈액을 깨끗하게 만드는데, 그 효과로 간도 좋게 만듭니다.

한의학에서도 구기자는 오래전부터 매우 유용한 약재로 사용되어 왔습니다. 자보간신滋補肝腎, 즉 간과 신장을 보하는 작용이 있어 노화로 인한 눈 질환과 눈의 만성염증을 다스리는 데 꼭 들어가는 약재입니다.

구기자는 다양한 방법으로 섭취할 수 있는데요. 건포도처럼 건조시켜 건구기자로 섭취해도 맛이 좋습니다. 저는 샐러드를 먹을 때 종종 건구기자를 토핑으로 얹은 다음 올리브오일을 뿌려 먹기도 합니다. 더 간편하게 섭취할 수 있도록 분말 형태로 만들어 놓은 것도 있는데, 스무디를 만들 때 한 숟가락 정도 추가해서 드시면 눈 건강을 지키는 데 도움이 됩니다.

구기자 식치 3줄 요약!

- ✦ 하나, 눈의 염증을 다스리려면 혈액이 깨끗하고 혈관이 건강해야 한다.
- ✦ 둘, 구기자는 노화로 인한 눈 질환과 눈의 만성염증을 다스리는 효과가 탁월하다.
- ✦ 셋, 구기자 속의 루테인, 지아잔틴, 베타인은 황반의 밀도를 높이고 혈액을 해독하는 데 도움이 된다.

식치 레시피 1

구기자차

루테인은 지방과 함께 섭취할 때 흡수가 잘되므로 식사 후 바로 음용하는 것이 좋습니다.

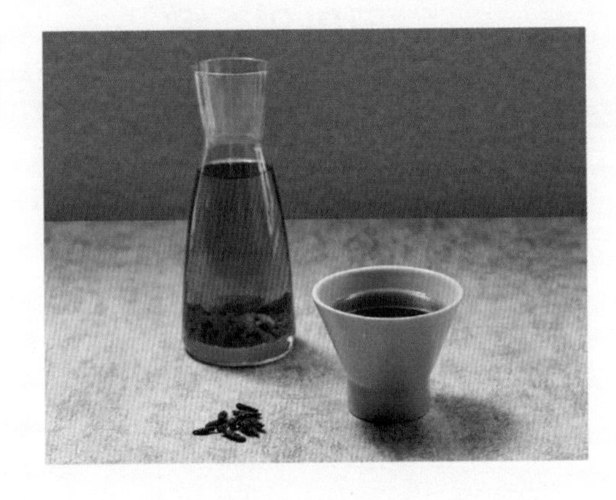

재료

(건)구기자 40g

물 1.8L

1 구기자를 물에 깨끗이 씻고, 물기가 없어질 때까지 중불에서 볶는다.
2 볶은 구기자에 물을 붓고 끓인다.
3 끓기 시작하면 뚜껑을 닫고 약불에서 1시간가량 더 끓인다.

주의 사항

구기자는 생이나 분말로 섭취할 경우 1일 30g을 넘지 않도록 합니다. 특별한 독성은 보고된 바가 없지만 혈액을 묽게 만들 수 있기 때문에 와파린Warfarin 같은 혈전용해제를 복용 중인 분들은 특히 주의가 필요합니다. 처음 접한다면 먼저 조금만 섭취해 알레르기 유무를 확인하는 것이 좋습니다. 또한 새콤한 맛 때문에 과민성대장증후군이나 위염, 식도염이 있는 사람에게는 자극이 될 수 있으므로 가급적 공복 섭취는 피하시길 바랍니다.

코의 염증을 다스리는 '파'

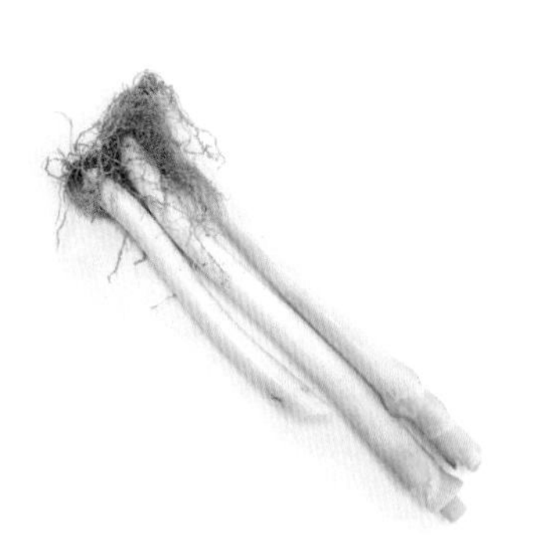

머리끝부터 발끝까지 우리 몸에서 만성염증이 가장 뿌리 깊게 자리 잡고 있는 곳 중 하나가 '코'입니다. 주변에 비염을 앓는 분들 정말 많으실 겁니다. 비염은 콧구멍을 나누는 뼈인 비중격이 휘어져 생기는 비중격만곡증이라는 구조적 특이사항이 있는 사람에게 잘 생깁니다. 그런가 하면 알레르기성 비염이나 혈관운동성 비염, 만성 비후성 비염처럼 구조적인 이상이 없는데도 비염이 생겨 고생하는 분들도 참 많습니다.

염증을 치료하는 소염제나 알레르기를 진정시키는 항히스타민제를 복용해도 그때뿐, 자꾸만 재발합니다. 대체 비염은 왜 이렇게 사라지지 않는 걸까요?

비염은 콧속의 염증 질환이지만, 단지 코의 문제라고만 생각하면 안 됩니다. 코에 문제가 생겼다고 해서 코 위주로 치료한다면 만성비염에서 절대 벗어날 수 없습니다. 큰 나무에서 가장 끝에 있는 이파리가 노랗게 시들었는데, 나뭇잎만 보고 병든 뿌리를 살피지 않는다면 나무가 건강해질 수 없는 것과 같은 이치입니다.

비염은 원인도 종류도 다양하고 그에 따라 나타나는 증상들 또한 조금씩 다른데요. 대표적으로 '알레르기성 비염'의 경우에는 휴지 한통을 다 쓸 만큼 많은 양의 맑은 콧물이 계속 주르륵 흘러내립니다. 재채기도 자주 하고 코도 눈도 가렵습니다. 꽃가루나 진드기 등에 의해 코 점막이 과민하게 반응하는 것인데, 이때 점막 속에 있던 비만세포Mast cell가 히스타민Histamine을 대량 방출해 콧물이 터지고 점막이 붓고 염증이 생기는 것입니다. 이를 치료하려면 알레르기 유발 물질을 차단하거나, 그게 불가능하다면 면역 균형을 잡아 과민증을 다스려야 합니다.

또 평소에는 괜찮다가 술만 마시고 나면 콧물이 쏟아져 나온다고 하소연을 하는 분들이 있습니다. 이는 '혈관운동성 비염' 증상 중 하나입니다. 이런 경우 술을 마실 때나 맵고 짠 음식을 먹었을 때, 아니면 갑자기 덥거나 추운 곳에 갔을 때 콧속의 혈관이 비정상적으로 확장돼 콧물이 과도하게 분비되고 점막이 붓습니다. '비후성 비염'은 말 그대로 코 점막이 항상 부어 있는 것입니다. 그래서 늘 코막힘 증상이 있고, 코가 건조하고 빽빽하기 때문에 킁킁거리거나 콧물이 뒤로 넘어가는 후비루 증상이 잦아 고생합니다.

모든 유형의 비염에 있어서 만성으로 진행되는 것을 막기 위해 꼭 챙겨야 할 중요한 두 가지 요소가 있습니다. 첫 번째 요소는 '혈관'입니다. 심장에서 펌핑한 혈액이 코끝까지 원활하게 순환되어야 콧속이 항상 촉촉하고 따뜻하게 유지될 수 있기 때문입니다. 차가운 공기가 코로 들어와도 따뜻하게 훈증하기 때문에 재채기나 콧물 같은 과민 반응을 하지 않게 됩니다. 하지만 혈관이 약해 혈액이 코끝까지 미세 순환을 하지 못하면 점막은 점점 메마르고, 콧속 이물질에 민감해지며, 감염에도 취약해져 비염이 생겼다가 나았다가를 반복하게 됩니다. 만성비염이 시작되는 것이지요.

만성비염을 막는 두 번째 요소는 '점막'입니다. 콧속 점막이 메마르고 건조하면 비염은 결코 낫지 않습니다. 상황에 맞게 점액질이 분비되어야 바이러스나 알레르기를 일으키는 이물질을 1차로 걸러낼 수 있습니다. 식염수 세척으로 비염이 완화되는 경우가 많은데, 그 이유는 식염수가 비강 내 고여 있던 탁한 콧물을 씻어내는 동시에 점막을 촉촉하게 보습하기 때문입니다. 열이 많은 체질, 그중에서도 특히 열이 많으면서 건조한 체질이거나 비후성 비염이 있는 사람에게는 식염수 세척을 권하는데요. 하지만 이는 보조요법일 뿐이라는 사실을 명심하셔야 합니다. 원래 코 점막은 우리 몸속에서부터 촉촉하게 수분이 올라와 적셔져야 하며, 점막층 아래 비강 내 혈액순환도 막힘없이 흘러야 건강한 상태라고 할 수 있습니다.

우리 몸속에서 이 기능을 조절하는 사령탑이 있다면 바로 '폐'입니다. 한의학에서 폐는 단순히 호흡으로 가스 교환을 하는 해부학적 관점의 폐만을 뜻하는 것은 아닙니다. 혈액, 점액질, 진액을 코 부위 같은 말초까지 충분히 퍼트렸다가 다시 거둬들이는 선발숙강宣發肅降 작용이 곧 폐의 작용입니다. 또한 폐는 막힌 기운을 뚫는 통기 작용도 하는데요. 그래서 폐의 기능이 약해지면 비염에 취약한 환경이 될 수밖에 없습니다. 이러한 폐의 기능을 살리려면 백합과의 음식들이 도움이 되는데요. 대표적인 식치 재료 중 하나가 '파'입니다.

한의학에서 파는 긴 시간 동안 폐 기능을 돕고, 따뜻한 양기를 말초까지 통하게 하는 총백葱白이라는 약재로 쓰여 왔습니다. 만성비염을 다스리는 데도 좋은데, 특히 파의 흰색 뿌리는 매콤한 알리신Allicin과 유황성분이 풍부해 만성염증을 배출하는 효능이 탁월합니다. 파의 줄기와 잎에는 항산화 작용이 있는 폴리페놀과 카로틴Carotene 성분이 많이 들어 있어 비강 내 점막을 강화하는 효능이 있습니다. 파와 생강, 대추를 같이 넣고 끓이면 비염을 다스리는 데 매우 효과적입니다.

파 식치 3줄 요약!

- 하나, 만성비염은 코만 치료해서는 낫지 않으니, 콧속의 혈관과 점막을 살리는 것이 중요하다.
- 둘, 파는 폐의 선발숙강과 통기 작용을 도와 코의 혈액순환을 돕고, 점막을 촉촉하게 보습한다.
- 셋, 파의 뿌리, 줄기, 잎은 성분이 다 다르므로 부위별로 조리를 다르게 하면 식치 효능이 높아진다.

식치 레시피 2

파뿌리탕

식후에 2/3컵, 하루 2회로 나누어 마시는 것이 좋습니다. 식후에 따뜻하게 마시고 비염 증상이 심할 때는 한 잔 더 드세요.

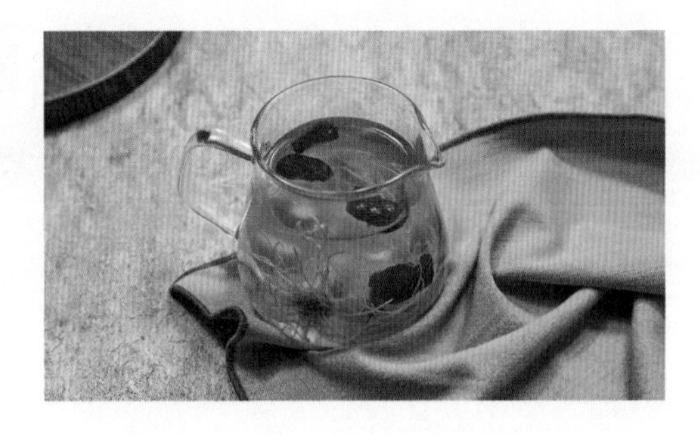

재료

파뿌리 15개

생강 40g

건대추 10개

물 1L

1 파를 깨끗이 씻은 뒤 수염이 있는 뿌리 부분만 잘라 따로 준비한다.
2 생강은 껍질을 벗기고 편을 썰어 팬에 노르스름하게 굽는다.
3 건대추는 껍질 부분을 찢어둔다.
4 냄비에 물, 생강과 대추를 넣고 중불에서 20분간 끓인다.
5 마지막에 파뿌리를 넣고 10분간 더 끓인다.

주의 사항

대파의 알리신 성분은 휘발성이 있어 너무 오래 끓이면 약효가 떨어집니다. 따라서 다른 재료들의 약성이 충분히 우러난 후 마지막에 넣어 10분간만 끓여주세요. 생강 껍질에는 찬 성분이 있으므로 반드시 껍질을 벗겨 쓰세요. 생강을 구우면 온열효과가 증가합니다. 대추는 껍질째 넣으면 유효 성분이 잘 우러나지 않으니 찢거나 잘게 썰어 사용하세요.

파뿌리탕은 위염이나 식도염, 속쓰림이 있는 사람에게는 자극이 될 수 있으니 조심해야 합니다. 열이 많거나 조열한 체질, 사상체질에서 소양인 체질에 해당한다면 열이 오르고 두통이 생길 수 있으니 이 경우에도 복용에 주의하셔야 합니다. 또한 급성 피부 발진이 있거나 기가 허해서 헛땀을 흘리는 경우에도 피하는 게 좋습니다. 꿀과는 궁합이 맞지 않으므로 단맛이 필요할 땐 꿀 대신 대추의 양을 늘려주시길 바랍니다.

목의 염증을 다스리는 '도라지'

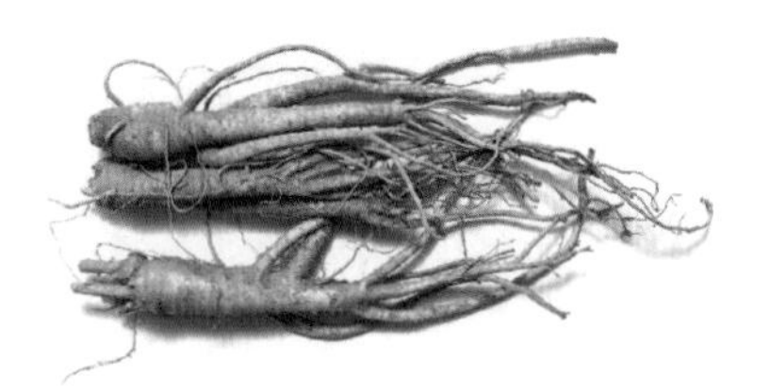

얼마 전 방송 일을 하는 분이 진료실을 찾아오셨습니다. 코로나에 걸렸다가 완치되었는데 목소리가 돌아오지 않는다고 걱정이 이만저만이 아니셨지요.

최근 들어 이처럼 코로나19 바이러스 감염 이후 후두염을 앓는 환자가 눈에 띄게 증가했습니다. 후두염은 말 그대로 후두에 염증이 생긴 것입니다. 목소리가 변하고 목에 가래가 낀 것 같은 이물감이 느껴지며 기침을 하더라도 시원하지 않은 증상이 대표적입니다. 시간이 지나면 자연스럽게 회복되기도 하는데, 오래도록 낫지 않아 만성후두염으로 진행되는 경우도 왕왕 있습니다.

특히 방송인이나 성악가, 선생님처럼 직업적으로 목을 많이 써야하는 분들은 평소 목과 관련한 기관들이 과로 상태에 놓이는 경우가 많습니다. 이런 경우 코로나 감염 뒤에 후두염 후유증을 더 크게 겪곤 합니다. 애초에 목이 약해 조금만 얘기를 많이 하면 금방 목소리가 쉰다거나, 간질간질한 느낌이 있어 마른기침을 자주 하는 분들도 마찬가지입니다. 이런 분들은 목에 염증이 쉽게 생기고 한번 생긴 염증으로부터 회복되기까지 꽤 오랜 시간이 걸립니다. 바이러스로 급성후두염이 생겼다가 만성후두염으로 진행된 경우도 있지만 이렇듯 원인이 내부에 있는 경우도 상당히 많습니다.

만성후두염의 내부적인 원인은 크게 두 가지가 있습니다. 먼저 비염으로 인해 비강 내에 고여 있던 콧물이 뒤로 넘어가는 후비루 현상 때문에 후두가 자극되면 염증이 발생합니다. 비염을 앓는 사람의 목소리가 코맹맹이 소리로 변하는 일이 비일비재한 것도 이 때문입니다. 두 번째 원인은 코가 아닌 위장에 있습니다. 위산이 과다하게 분비되거나 식도괄약근이 약해 위산이 역류하면 이 역시 후두를 자극해서 염증을 쉽게 유발시킵니다. 특히 누워 있을 때 역류 현상이 심하기 때문에, 낮보다 밤에 유독 목의 불편감이나 헛기침이 심하게 느껴진다면 역류성 후두염일 가능성이 높습니다. 이럴 때는 후두의 염증뿐 아니라 비염과 위산 역류를 반드시 같이 치료해야 증상이 호전될 수 있습니다.

후두염을 포함해 다양한 원인에 의해 발생하는 목의 염증을 식치하는 데 있어서 '도라지'만한 것이 없습니다. 도라지는 한의학에서 목감기를 비롯하여 후두염, 편도선염, 성대 결절 등 목의 염증을 치료하는 처방에 반드시 사용되는 약재입니다. 도라지 뿌리는 사포닌Saponin이 풍부해 소염작용과 면역 조절 효과가 뛰어난 것으로 알려져 있습니다.

다만 평소 반찬으로 먹는 도라지는 약성이 약해 충분한 효능을 보기 어렵습니다. 실제 목이 붓거나 아픈 염증을 진정시키고(선폐이인宣肺利咽), 가래를 없애려면(거담배농祛痰排膿) 3년 이상 땅에서 나는 영양분을 흡수하며 자란 '약도라지'가 도움이 됩니다.

도라지를 섭취하는 방법은 매우 다양하지만 식치 효능을 극대화하려면 차로 끓이거나 분말 형태로 먹는 것보다 쪄서 먹는 것이 좋습니다. 인삼과 도라지 같은 뿌리 약재는 찌는 과정에서 세포벽이 파괴되고 그로 인해 사포닌이나 폴리페놀, 플라보노이드Flavonoids 성분들이 잘 추출됩니다. 또 증숙(긴 시간 쪄서 숙성시키는 것) 횟수에 따라 사포닌 및 기타 약리 성분들의 추출 함량이 2배 이상 증가하기도 하고요.

약도라지를 찐 뒤 원액(도라지를 증숙하면서 빠져나온 진액)과 함께 통째로 갈아 고膏를 만들면 유효성분을 버리지 않고 오롯이 다 섭취할 수 있습니다. 목이 자주 아프거나 칼칼한 분, 목에 만성염증을 달고 사는 분들이라면 약도라지고를 가정상비약으로 만들어두세요. 두고두고 유용하게 사용하실 수 있을 겁니다.

도라지 식치 3줄 요약!

- 하나, 목에는 인두, 후두, 성대, 편도 등 여러 기관이 밀집되어 있어서 염증이 자주 발생한다.
- 둘, 도라지는 목이 붓고 아픈 염증을 가라앉히고 가래를 삭이는 작용이 탁월하다.
- 셋, 도라지는 3년 이상 된 약도라지를 증숙해서 먹을 때 효과가 가장 좋다.

약도라지고

냉장 보관하고 아침저녁으로
1작은숟가락씩 드세요.

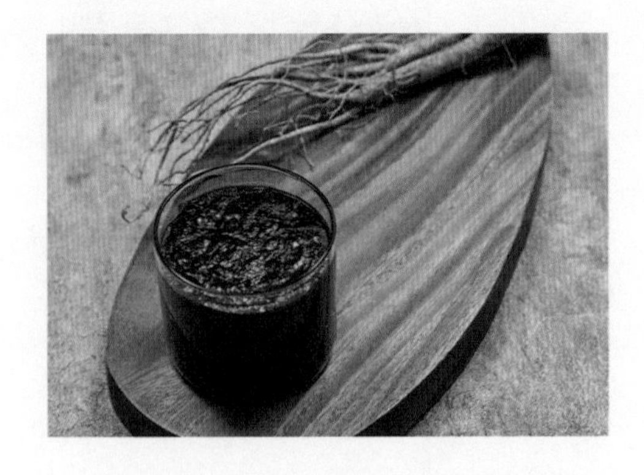

재료

약도라지 250g
배 1개(500g)
곶감 10개(250g)

1. 약도라지는 표면의 흙을 잘 씻어내고 잘게 썰어둔다.
2. 배는 씻어서 씨를 뺀 뒤 적당한 크기로 자르고, 곶감은 꼭지와 씨를 제거하고 잘게 썬다.
3. 찜솥이나 슬로우쿠커에 준비한 재료를 모두 넣고 6시간 증숙한다.
4. 증숙된 재료와 증숙 후 빠져나온 원액을 블랜더에 함께 넣고 간다.
5. **4**를 냄비에 옮겨 담아 약 2~3시간을 졸인다. 강불에서 저어주다가 튀기 시작하면 약불로 줄이고 뚜껑을 반만 닫아 끓인다.

주의 사항

도라지는 사포닌 함량이 풍부해서 과잉섭취하면 복통, 설사를 일으킬 수 있습니다. 도라지를 증숙해서 긴 시간에 걸쳐 도라지고를 만드는 것은 약성을 증가시키려는 목적도 있지만 장에 주는 자극을 줄이기 위함이기도 합니다. 기관지 문제로 마른기침을 오래 한다면 도라지보다 더덕을 먹는 것이 더 효과적입니다. 참고로 시중에 판매되는 도라지청은 시럽이나 조청을 첨가하여 만들기 때문에 당뇨 환자가 섭취 시 혈당을 높일 수 있습니다.

뇌신경의 염증을 다스리는 '달걀'

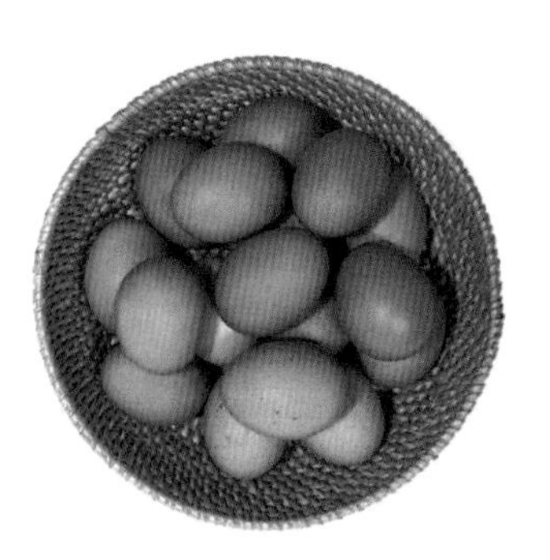

'요즘 부쩍 기억력이 나빠진 것 같아서 걱정이에요.' 이런 분들에게 식치 처방으로 가장 먼저 추천하는 것이 '달걀'입니다. 달걀만큼 뇌신경의 염증을 없애고 재발하지 않도록 관리하는 데 가성비 좋은 음식은 없습니다. 단순히 단백질이 풍부하다고만 알고 있는 분들이 많은데, 사실 달걀 1개에는 뇌 건강에 도움이 되는 영양소가 두루 들어 있습니다. 종합 선물 세트처럼 말이지요.

사람의 뇌는 수분을 제외한 성분 중 약 30%가 레시틴Lecithin이라는 물질로 이루어져 있습니다. 레시틴은 기억력 향상, 기분 조절 및 기타 신경계의 중요한 작업 처리에 도움이 되는 아세틸콜린의 원료로 쓰이기도 하는데요. 아세틸콜린은 신경전달물질로써 치매 환자 치료약의 주요 성분으로 사용되고 있습니다. 치매 환자의 뇌를 살펴보면 정상인에 비해 아세틸콜린의 양이 눈에 띄게 감소한 것을 확인할 수 있는데, 레시틴은 뇌에서 아세틸콜린이 분해되지 못하게끔 억제하는 기전으로 작용합니다. 다시 말해 레시틴은 아세틸콜린의 분해를 막고 아세틸콜린이 증가하도록 환경을 조성해 치매로부터 뇌를 지켜내는 역할을 합니다.

건강한 사람도 레시틴 섭취를 충분히 할 수 있는 식단과 그렇지 않은 식단을 비교했을 때 기억력과 인지장애에 있어서 유의미한 차이를 보인다고 알려져 있습니다. 즉, 달걀을 먹는다는 것은 뇌 건강에 필수적인 레시틴을 가장 쉽게 섭취할 수 있는 방법입니다. 특히 달걀노른자에 레시틴이 다량으로 들어 있습니다.

또한 달걀에는 뇌신경의 염증을 다스리는 오메가-3, 그중에서도 DHA가 풍부하게 함유되어 있습니다. DHA는 뇌의 신경세포가 모여 있는 회백질을 구성하고, 뇌손상을 유발하는 물질로부터 뇌세포를 보호하는 역할을 합니다. 이외에도 달걀에는 비타민B6, 비타민B12, 엽산이 많아 치매의 유발인자 중 하나라고 알려진 호모시스테인Homocysteine 수치를 낮추는 작용도 합니다.

한의학적으로 달걀은 혈기왕성하던 20~30대가 지나고 중년 이후 음혈陰血(혈액과 진액을 포괄적으로 이르는 말)이라 하는 몸의 진액과 호르몬이 고갈되고 메마르는 것을 보충하는 재료입니다.

그러니 중년에 접어들었다면 달걀을 더 꾸준히 섭취하시면 좋습니다.

간혹 달걀노른자를 먹으면 콜레스테롤이 높아진다고 꺼리거나 노른자의 퍽퍽함이 싫어 흰자만 먹는 분들도 계시지요? 한때 건강한 사람의 경우 일일 콜레스테롤 섭취는 300mg 이상을 넘지 않는 것을 권장했는데요. 최근에 와서는 식이 콜레스테롤 자체가 혈중 콜레스테롤에 기여한다고 보지 않기 때문에 그 양을 특별히 제한하고 있지는 않습니다. 노른자 1개에 포함된 콜레스테롤은 212mg 정도입니다. 그러나 앞서 설명한 것처럼 하루 2개 정도의 달걀 섭취는 큰 문제가 되지 않으니 마음 놓고 드셔도 됩니다.

우리에게 친숙한 만큼 달걀의 레시피 또한 달걀프라이, 오믈렛, 삶은 달걀, 달걀찜 등으로 무궁무진합니다. 단, 달걀은 살모넬라균에 의한 식중독 위험이 있기 때문에 절대 생으로 섭취해서는 안 됩니다. 영양학적으로도 익힌 달걀의 영양소 흡수율이 훨씬 높습니다. 한 연구에서 조리법에 따른 달걀의 단백질 흡수율을 살펴보았는데요. 1위가 삶은 달걀이고, 2위는 달걀 프라이, 3위는 스프램블드에그, 4위는 달걀찜으로 나타났습니다. 두뇌 활동을 돕는 레시틴의 흡수율은 완숙보다는 반숙으로 삶았을 때가 가장 높았습니다. 그러나 어린이나 병약자라면 안전하게 완숙으로 섭취하는 것이 좋습니다.

달걀 식치 3줄 요약!

- 하나, 달걀 속에 풍부한 레시틴은 뇌의 인지 기능과 기분 조절 능력, 그리고 기억력 향상에 도움이 된다.
- 둘, 달걀에 들어 있는 DHA는 뇌신경의 염증을 예방하고 뇌세포를 보호하는 역할을 한다.
- 셋, 달걀은 중년 이후 몸의 진액과 호르몬이 고갈되고 메마르는 것을 보충하는 보약제로도 좋다.

오메가3 달걀프라이

콜레스테롤이 걱정된다면 정말 주의해야 할 것은 달걀이 아니라 프라이를 할 때 사용하는 식용유입니다. 식용유에 열을 가하면 기름이 변성되어 혈관 염증의 주범인 트랜스지방이 생성되기 쉽거든요.

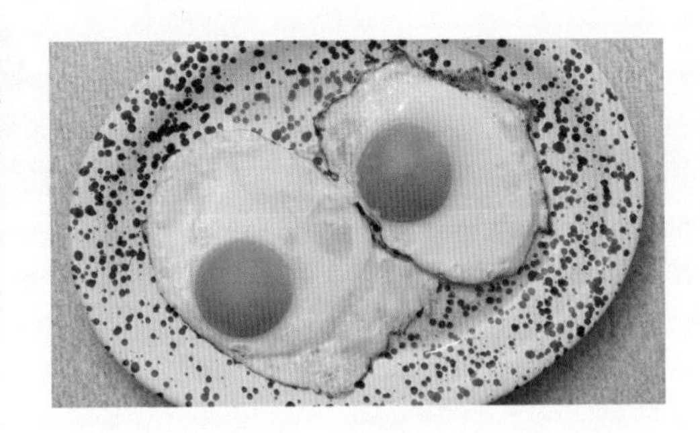

재료

달걀 **1개**

물 **2숟가락**

식용유 **약간**

생들기름 **1숟가락**

1. 팬을 예열한 뒤 식용유를 약간 두르고 키친타월로 닦아낸다.
2. 약불로 조절한 뒤 달걀을 깨서 올린다.
3. 물 1~2숟가락 정도를 달걀 주변에 두르고 뚜껑을 닫는다.
4. 1분 뒤 뚜껑을 열고 달걀프라이를 완성한다.
5. 완성된 달걀프라이 위에 생들기름을 뿌려 먹는다.

주의 사항

목소리를 잘 내기 위해 간혹 날달걀을 먹는 분들이 계십니다. 물론 날달걀의 미끌거리는 점액질이 성대 점막을 코팅해 주기 때문에 효과가 아주 없는 것은 아닙니다만 가급적이면 피하는 편이 좋습니다. 달걀이 날것일 때는 큰 단백질 화합물이 복잡하게 꼬인 구조로 말려 있다가, 열이 가해지면 단백질 형태를 유지하는 결합이 깨지기 때문에 소화흡수가 더 잘되는 형태로 바뀌는데요. 그 때문에 익힌 달걀이 단백질의 91%를 소화흡수할 때, 날달걀은 51%밖에 소화흡수를 시키지 못 합니다. 세균 감염의 위험은 말할 것도 없고요.

또한 노른자에는 모발, 손톱, 피부 건강에 중요한 역할을 하는 비오틴Biotin이라는 영양소가 있는데, 이것이 흰자의 아비딘Avidin이라는 성분과 결합하면 체내에서 이용하기가 어려워집니다. 하지만 달걀에 열을 가하면 비오틴의 생체이용율을 떨어뜨리는 아비딘이 비활성화되기 때문에 비오틴까지 오롯이 소화흡수할 수 있습니다.

자율신경을 다스리는 '대추'

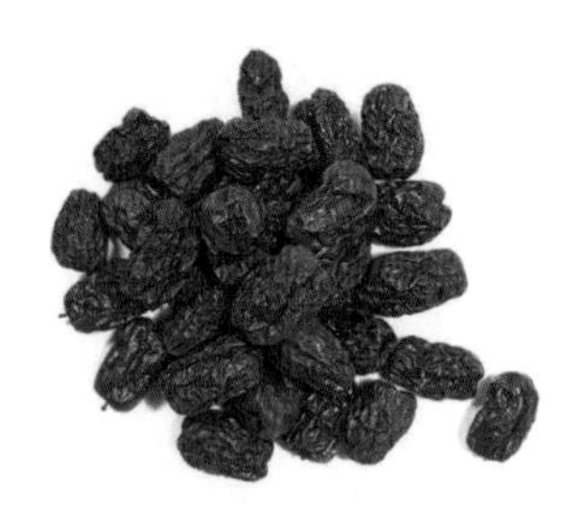

'지하철을 타고 가다가 갑자기 실신한 경험이 있어서 두려워요.' 환자 중에 이런 증상을 호소하는 분들이 젊은 여성들 중에 많은데요. 원인을 살펴보면 자율신경의 문제로 생기는 미주신경성 실신 때문인 경우가 많습니다. 개인차는 있을 수 있지만 보통 속이 메슥거리면서 울렁거리거나 배가 아프기도 하고, 두통이 생기면서 식은땀이 나며 눈앞이 캄캄해지는 전조증상이 나타납니다. 이런 증상이 있을 때 잠시 맑은 공기를 쐬며 앉아서 쉬면 진정되는 경우도 있지만, 그 짧은 순간을 놓치면 정신을 잃고 쓰러지게 되지요.

자율신경이 무엇이고 우리 몸에서 얼마나 중요한 역할을 하는지는 이 책의 1부 3장에서 이미 다룬 바 있습니다. 미주신경은 열 번째 뇌신경이며, 부교감신경의 중요한 부분입니다. 긴장을 많이 하거나 과도한 스트레스 상태에 놓이게 되면 교감신경이 흥분하면서 심장이 빨리 뛰게 되는데요. 이렇게 급격하게 긴장도가 상승하면 위험 신호로 인지하여 이를 제지하기 위해 부교감신경이 빠르게 활성화됩니다. 이로 인해 심박수가 갑자기 느려지고, 혈압이 뚝 떨어집니다.

앞서 자율신경을 자동차에 비유하자면 교감신경은 엑셀레이터, 부교감신경은 브레이크의 역할을 한다고 했습니다. 미주신경성 실신은 엑셀을 너무 세게 밟아 고속 질주로 사고가 나기 직전에 급브레이크를 강하게 밟는 상황과 같습니다. 이런 긴박한 상황이 몸 안에서 진행되니 그로 인해 머리로 향하던 산소량이 갑자기 뚝 떨어지면서 의식을 잃게 되는 겁니다.

미주신경성 실신을 막을 수 있는 특별한 치료법이나 약은 아직까진 없다고 알려져 있습니다. 하지만 한의학에서는 자율신경의 깨진 균형을 바로잡고 신경을 튼튼하게 강화시키는 방법으로 미주신경성 실신을 치료하고 있습니다. 단순한 자율신경실조증을 넘어 미주신경성 실신이 자주 발생한다면 우선 심장에 충분한 영양을 공급해 기운을 북돋아 줘야 합니다. 장이 약해지면 과민해져 조금만 먹어도 배가 아프고 설사를 하는 것처럼, 심장이 약해지면 작은 자극도 과민하게 받아들여 과민반응을 일으키게 되기 때문이지요.

자율신경의 불협화음을 조율하면서 동시에 심장의 에너지를 기를 수 있는 재료 중의 하나가 '대추'입니다. 한의학에서 대추는 양혈안신養血安神, 즉 혈액을 자양하여 심장을 튼튼하게 하고 신경을 안정시키는 작용이 뛰어나서 오랫동안 자율신경실조증, 신경쇠약, 불면증, 불안초조 등을 치료하는 약재로 쓰여 왔습니다. 대추의 플라보노이드Flavonoid(활성산소를 안정화시키는 항산화제) 성분이 이러한 작용을 돕는 것으로 밝혀졌는데, 이 외에도 대추에는 지베렐린Gibberellin과 같은 테르페노이드Terpenoid 성분과 사포닌이 풍부해 염증을 다스리는 작용을 하는 것으로 알려져 있습니다.

대추 식치 3줄 요약!

- 하나, 자율신경에 불균형이 생기면 미주신경성 실신을 비롯한 신경쇠약, 불면증, 불안 초조뿐만 아니라 쉽게 놀라거나 짜증이 늘 수도 있으며, 소아의 틱 장애 등도 초래할 수 있다.
- 대추는 자율신경과 심장을 튼튼하게 하는 식치 약재로 쓰여 왔다.
- 대추에 풍부한 플라보노이드, 지베렐린 성분에는 신경을 안정시키고 염증을 다스리는 효과가 있다.

식치 레시피 5

대추통밀탕

감초, 통밀을 같이 넣고 대추로 탕을 끓이면 자율신경실조증을 다스리는 식치 탕약이 됩니다. 따뜻한 상태로 한 번에 2/3컵 정도, 하루 2회로 나누어 마시는 것이 좋습니다.

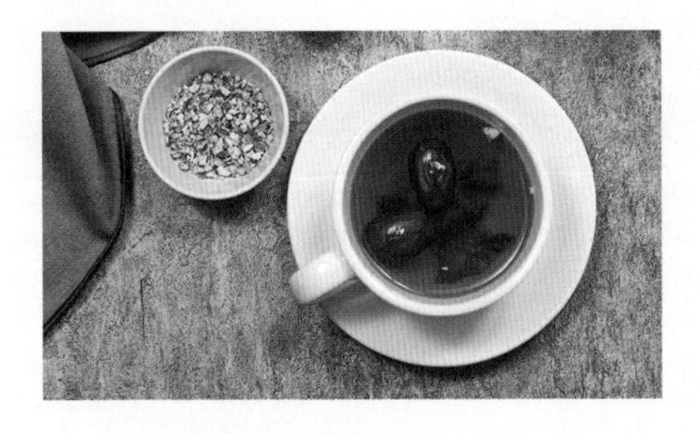

재료

건대추 24g(6개)

감초 20g

통밀 80g

물 1L

1. 준비한 재료들을 잘 세척한다.
2. 건대추는 씨를 빼고 잘게 찢어둔다.
3. 물 1L에 준비한 재료를 함께 넣고 끓이다가 팔팔 끓으면 약불로 줄이고, 물이 반으로 줄어들 때까지 한 시간 이상 달인다.

주의 사항

아무리 대추가 몸에 좋다지만 과량 섭취 시에는 더부룩한 증상과 복통, 설사를 유발할 수 있습니다. 일반 대추는 5개, 요즘 많이 먹는 사과대추는 크기가 꽤 커서 하루 3개 정도가 적당합니다. 대추 껍질의 셀룰로오스 성분은 소화가 어렵기 때문에 소화력이 약한 사람은 특히 주의해야 합니다. 만약 대추를 먹고 속이 불편했던 경험이 있는 사람이라면 대추를 완전히 갈아서 대추 고로 만들어 먹거나, 대추를 잘게 찢고 물에 끓여서 유효성분만 우려내 차로 마시면 불편함 없이 섭취할 수 있습니다.

대추 특성상 단맛이 강해 혈당을 높일 수 있으니 당뇨인은 주의가 필요합니다. 따뜻한 성질 때문에 몸에 열이 많은 체질의 경우 장기 섭취 시 발열 작용이 생기면서 피부 트러블 등의 부작용이 나타날 수 있습니다. 마지막으로 대추는 껍질째 먹기 때문에 반드시 세척에 신경 써야 하는데요. 잔류농약을 제거하려면 양조식초와 담금주를 1:1의 비율로 섞은 후 10배수의 물로 희석해서 15분 정도 담갔다가 흐르는 물에 씻어내면 걱정 없습니다.

8장

중간부의 염증

몸통 속의 만성염증

몸통 안에는 다양한 내장기관이 자리하고 있습니다. 먹을 것이 빈곤했던 시절에는 내장기관으로 가는 영양의 공급이 부족해서 질병이 생겼는데, 지금은 잘 먹어서 문제가 생기는 경우가 대부분입니다. 잘못된 식습관으로 위장병이 생기고, 내장지방이 쌓이며, 혈액은 잉여 영양분으로 혼탁해집니다. 이 모든 것이 만성염증을 부르지요. 몸통 속에 자리하는 만성염증으로부터 벗어나기 위해서는 해독이 우선입니다. 해독작용이 뛰어난 음식들로 꾸준히 식치하면 간이 살아나고, 위장이 살아나 내장기관들이 본래의 건강한 모습을 회복할 수 있게 됩니다.

고지혈증과 지방간을 다스리는 '키위'

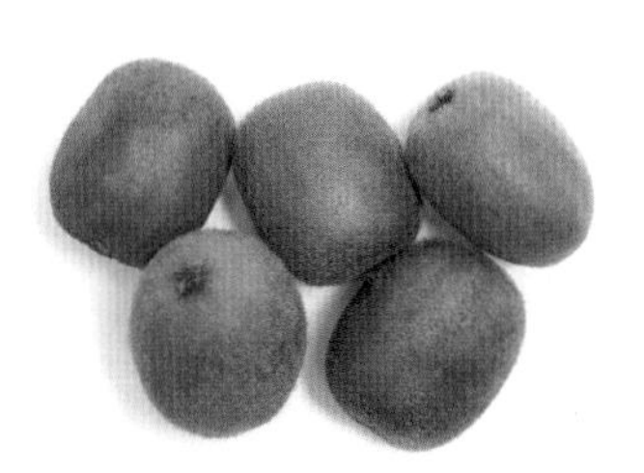

한 조사 결과에 따르면 한국인의 약 33%가 지방간을 가지고 있다고 합니다. 그만큼 흔한 지방간은 많은 사람들이 대수롭지 않게 여기는 질병 중 하나이지요. 하지만 지방간 역시 방치하면 큰 질병으로 발전해 목숨까지도 위협할 수 있기에 주의를 기울여야 합니다.

지방간은 말 그대로 간에 지방이 쌓이는 것을 일컫는데요. 이렇게 간에 지방이 쌓이면 간세포 사이에 있는 미세혈관과 임파선을 압박하여 간으로 도는 혈액과 림프의 순환이 저하되고, 제 역할을 못하게 됩니다. 즉 간이 뚱뚱해지면 간 기능이 떨어지고 염증도 쉽게 생기게 됩니다.

간이 하는 중요한 역할 중 하나가 콜레스테롤 대사인데, 이를 제대로 수행하지 못하면 몸속에 나쁜 콜레스테롤이 증가하고 좋은 콜레스테롤이 감소하기 시작합니다. 이게 다가 아닙니다. 지방간이 생기면 간에서 염증과 관련된 리포칼린2Lipocalin 2, LCN2라고 하는 단백질을 대량으로 생산해 냅니다. 이 리포칼린2가 혈액을 타고 뇌로 가면 신경 염증과 함께 알츠하이머나 파킨슨 같은 신경 변성을 일으킵니다. 원래 뇌에는 BBBBlood-Brain-Barrier, 즉 혈액뇌장벽이라는 보호막이 있어서 아무 물질이나 뇌 안으로 흘러 들어오지 못하게 차단하는데, 리포칼린2는 이 장벽을 느슨하게 약화시켜서 불순물이 뇌로 들어오게 만듭니다. 그로 인해 뇌척수액이 점점 혼탁해지지요.

과학자들은 간과 뇌의 이러한 상관관계를 조금 어려운 용어로 '간-뇌 축Liver-Brain axis'이라고 부릅니다. 2016년 코넬대학교 연구팀에서 관련 실험이 진행된 적이 있습니다. 쥐에게 열량 높은 식단을 먹여 지방간을 생기게 한 뒤 그들의 뇌를 살펴보았는데요. 놀랍게도 쥐의 뇌에서 알츠하이머형 치매일 때 나타나는 뇌신경퇴행이 진행되고 있었습니다. 또 베타아밀로이드라 불리는 치매 유발 물질을 청소하는 단백질LRP-1의 생성 역시 감소하였고요. 다시 말해 치매로 발전될 수 있는 증상들이 발견되었다는 겁니다. 이후 쥐들을 열심히 다이어트 시켜 지방간을 없앤 뒤 다시 뇌를 관찰했더니 뇌의 신경 염증과 축적된 베타아밀로이드의 양이 감소한 것으로 나타났습니다. 지방간이 흔하다고 해도 주의를 기울이지 않으면 큰 병으로 진행될 수 있다는 사실을 꼭 명심하시길 바랍니다.

이렇게 지방간이 진행되면 첫째, 간 기능이 떨어지고 둘째, 지방간염이나 간경변증으로 악화될 수 있으며 셋째, 콜레스테롤 수치가 높아지고 넷째, 뇌신경에 염증을 일으키는 염증성 물질을 만들어 뇌 건강에 악영향을 끼칩니다. 이쯤 되면 간 혼자만의 문제는 아니겠지요. 따라서 평소에 지방간이 생기지 않도록 관리해야 하며, 이미 지방간이 있다면 당장 간 다이어트를 시작하셔야 합니다. 이때 섭생에 있어 가장 피해야 할 것은 술과 정제 탄수화물입니다. 설탕과 액상과당이 듬뿍 들어간 음료수, 빵, 면, 떡 같은 정제탄수화물은 간에 지방을 쌓이게 합니다.

간에 좋은 음식들은 여러 가지가 있습니다. 그중에서도 특히 지방간에 도움되는 음식 한 가지를 꼽자면 '키위'를 들 수 있습니다. 키위의 원산지를 물으면 가장 먼저 뉴질랜드가 떠오르겠지만 키위는 원래 아시아에서 나는 과일이며, '다래'라고 부르기도 합니다. 마트에서 보는 수입산 키위는 품종을 개종한 양다래이고, 우리나라 토종 키위는 참다래입니다. 참다래는 미후도獼猴桃라는 이름의 약재로 오래전부터 한의학에서 쓰여 왔습니다. 의서에 기록되어 있는 것처럼 간을 치료하고, 요즘의 고지혈증

범주에 속하는 습열증濕熱症(몸이 찜통처럼 열기가 많고 습한 상태)을 다스리는 약재로도 활용되고 있습니다.

키위는 속살이 초록색을 띠는 그린키위와 노란색을 띠는 골드키위가 있습니다. 이 중에서 간에 생기를 주는 식치 효능은 그린키위가 더 뛰어납니다. 또한 키위는 후숙과일로 상온에서 익혀 먹는 과일인데요. 덜 익어서 딱딱하고 신맛이 강할수록 고지혈증 개선과 지방간을 다스리는 데 약성을 발휘하게 됩니다. 키위 속에는 항산화성분의 일종인 PQQPyrroloquinoline quinone가 풍부해서 만성염증을 다스리는 효과가 있는데, 이러한 성분들은 키위의 과육보다 껍질에 집중적으로 분포되어 있습니다.

키위 식치 3줄 요약!

- 하나, 키위는 간기肝氣를 다스려서 콜레스테롤 수치를 조절하는데 도움이 된다.
- 둘, 골드키위와 그린키위 중 그린키위가 간 보호 작용에 더 탁월하다.
- 셋, 그린키위는 덜 익혀서 신맛이 강한 상태로 먹을 때 약성이 가장 좋다.

식치 레시피 6

키위

키위는 껍질째 썰어서 하루 2개씩 섭취하고, 지방간이 심한 사람은 매일 1~2잔 미후도차를 끓여 드세요.

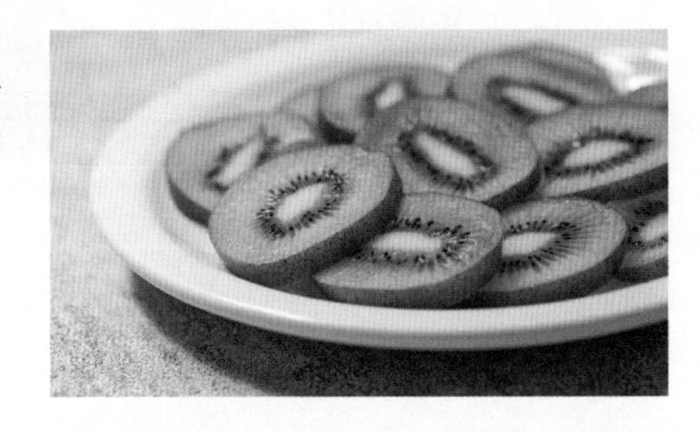

재료

(무농약) 그린 키위 **2개**

1. 키위는 담금물 세척을 한 뒤 껍질 표면을 수세미로 문질러 닦는다.
2. 흐르는 물에 여러 차례 세척한 뒤 껍질째 씻어서 섭취한다.

주의 사항

키위 속 액티니틴Actinitin에 알레르기가 있는 사람은 두드러기 등을 일으킬 수 있어 섭취에 주의가 필요합니다. 체질이 냉하거나 장이 냉해서 배가 차고 설사를 자주 하는 사람, 특히 소음인 체질인 사람은 키위를 과잉섭취하면 묽은 변이나 설사를 할 수 있습니다. 그리고 키위를 먹었을 때 혀가 쓰리거나 따가운 느낌이 있다면 키위 속의 옥살산칼슘Calcium Oxalate 성분 때문에 그런 것인데요. 이런 증상이 심하다면 섭취량을 줄이고, 충분히 에익혀서 물렁거리는 느낌이 있을 때 드시길 바랍니다.

췌장의 염증을 다스리는 '우엉'

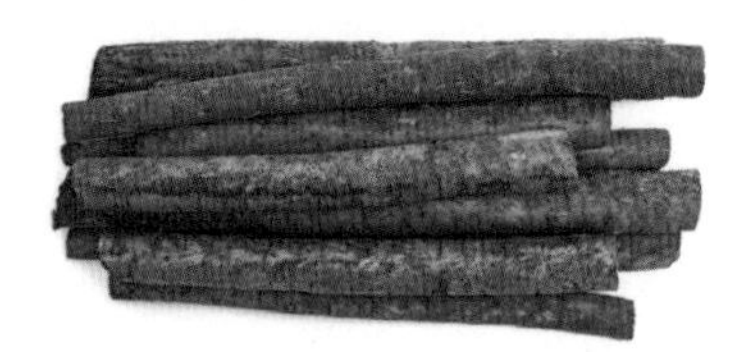

췌장은 우리 몸에서 가장 깊숙한 곳에 자리하고 있습니다. 그래서 암이 생겨도 발견이 어렵고, 병이 생겨도 치료가 어렵지요. 췌장은 세포에 당분을 공급해 에너지로 쓸 수 있도록 돕고, 동시에 우리 몸의 혈당을 일정하게 조절해 주는 매우 중요한 역할을 합니다. 단백질, 지방, 탄수화물을 소화시키는 췌장액을 분비하여 소화를 돕기도 하고요. 이러한 췌장에 스트레스가 가해지면 염증이 생기는데요. 이 염증이 반복되어 만성췌장염으로 발전하면 췌장암을 키우는 씨앗이 되기 때문에, 평소 췌장의 염증을 예방하고 다스리는 일이 무엇보다 중요합니다.

췌장염을 예방하고 췌장암을 억제하는 데 도움이 되는 식품을 한 가지만 꼽으라면 '우엉'입니다. 우엉은 뿌리채소인데 생김새를 보면 가늘고 길게 뻗은 직근의 형태를 하고 있습니다. 같은 뿌리라 하더라도 인삼처럼 잔뿌리가 많은 경우 보약이 되는 성분이 풍부해 한의학에서 보약제로 많이 쓰이는 데 반해, 우엉은 염증을 다스리는 해독제로 쓰여 왔습니다. 과거에는 못 먹어서 병이 생겼지만, 지금은 너무 먹어서 병이 생기는 경우가 많기 때문에 해독제가 보약의 역할을 하는 경우가 많아졌지요.

최근 여러 연구를 통해 우엉의 항암효과도 높이 인정받고 있습니다. 우엉의 악티게닌ATG, Arctigenin이라는 약리 성분이 암세포로 공급되는 당질을 차단하여 암세포를 굶겨 죽이는 작용을 하는 것으로 밝혀졌거든요. 게다가 우엉 속 풍부한 항산화성분Antioxidants은 정상 세포를 독성 물질로부터 보호해서 암세포로 변성되는 것을 막고 암 전이를 예방합니다. 우엉의 떫은맛을 내는 탄닌Tannin 성분도 항암작용에 기여하는데, 탄닌은 우리 몸의 면역세포 중 하나이자 각종 바이러스와 암세포를 잡아먹는 대식세포Macrophage의 기능을 촉진합니다.

그런데 우엉 뿌리에 풍부한 이눌린Inulin이라는 성분에 주목할 필요가 있습니다. 식이섬유의 한 종류인 이눌린은 혈당을 천천히 오르게 하기 때문에 췌장의 피로를 덜어주는 역할을 합니다. 다시 말해서 혈당 조절에 기여해 췌장이 피곤하지 않게 도와

준다는 것이지요. 달달한 간식, 설탕이 함유된 음료수, 빵이나 면, 떡과 같이 혈당을 빠르게 오르는 음식을 자주 먹으면 어느 순간부터 우리 몸에는 췌장에서 인슐린을 분비하더라도 인슐린을 받아들이는 문을 열어주지 않는 현상, 즉 인슐린 저항성이 생깁니다. 우엉은 이 인슐린 저항성을 개선시키는 효능이 있습니다.

당뇨 환자 또는 당뇨 전 단계인 사람은 췌장염, 췌장암 예방에 특히 더 신경 써야 합니다. 관리의 일환으로 술과 담배를 피하고, 담석이 생기지 않도록 관리하면서 췌장을 보호하는 우엉을 즐겨 먹는 것이 좋습니다. 다만 가정에서는 우엉을 대부분 간장과 설탕을 넣고 졸여 조림으로 먹는 경우가 흔한데, 우엉조림은 설탕 때문에 췌장에 부담이 가고, 또 졸이는 과정에서 당독소가 많이 생기므로 피하는 것이 좋습니다. 대신 좀 더 건강한 조리법으로 완성한 우엉찜이나 우엉샤부샤부를 추천합니다.

우엉 식치 3줄 요약!

- 하나, 성질이 냉하고 해독작용이 강한 우엉은 췌장의 염증을 다스리는 데 도움이 된다.
- 둘, 우엉 속 이눌린은 혈당 상승 속도를 완만히 해서 췌장의 피로를 덜어준다.
- 셋, 설탕과 간장을 넣고 졸인 우엉조림은 당독소가 많으니 찜이나 샤부샤부 형태로 섭취하기를 추천한다.

식치 레시피 7

우엉샤부샤부

췌장 건강을 위해서는 설탕과 간장을 넣고 졸인 우엉조림보다 우엉찜이나 우엉샤부샤부를 드시는 것을 추천합니다.

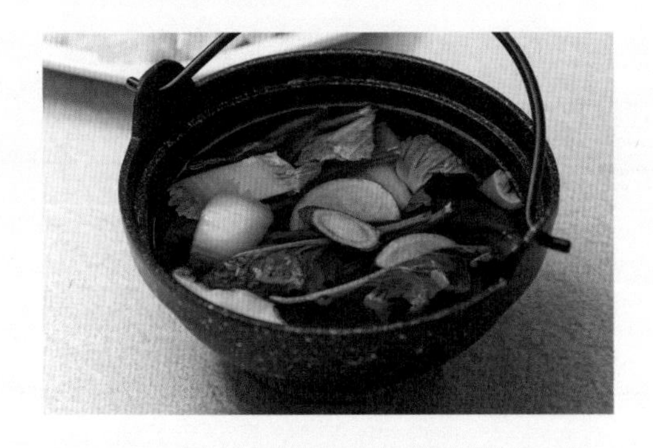

재료

우엉 80~100g
말린 표고버섯 5~6개
찬물 1L
간장·알배추·시금치·호박 **적당량씩**

1. 우엉은 수세미로 문질러 흙을 씻어내고, 상처 난 부분은 도려낸 뒤 껍질의 거친 부분만 칼등으로 긁어내고 어슷썰기한다.
2. 버섯은 찬물에 푹 담가 냉장실이나 서늘한 곳에서 24시간 동안 우려낸다.
3. 표고버섯을 건져낸 물에 우엉을 넣고 향이 충분히 우러날 때까지 20~30분 정도 끓인다.
4. 우엉을 건지고 채수는 간장으로 적당히 간한다.
5. 알배추, 시금치, 호박 등을 넣고 건져두었던 표고버섯, 우엉까지 올려 끓인다.

주의 사항

우엉에는 분만촉진작용과 자궁흥분작용이 있어 임산부라면 과잉섭취에 주의해야 하며, 장이 예민한 사람은 우엉 속 풍부한 섬유질에 의해 가스, 복통, 설사가 유발될 수 있습니다. 따라서 과민성대장증후군이 있다면 우엉을 팬에 5분 정도 볶아서 끓는 물에 충분히 우린 뒤, 건더기는 빼고 차로 마시는 것이 더 좋습니다.
사상체질의 관점에서 우엉은 소양인에게 가장 적합한 채소입니다. 소음인이나 저혈압인 사람이 우엉차를 자주 마시면 몸에 있는 체액이 빠져나가 기운이 가라앉고 냉해질 수 있으니 주의하시길 바랍니다.

위식도의 염증을 다스리는 '양배추'

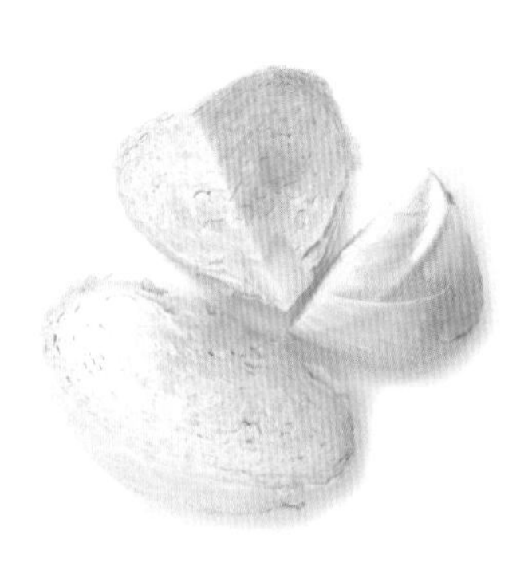

'위장이 안 좋은데 양배추즙이 맞을까요?' '양배추환을 매일 먹어도 될까요?' 언젠가부터 양배추 복용법에 관한 문의가 많아졌습니다. 여러 매체를 통해 양배추가 위 건강에 좋다고 알려졌기 때문입니다. 그만큼 위 때문에 고생하는 분들이 많다는 것이겠지요.

위장이 안 좋은 경우는 크게 두 가지로 나눠 살펴볼 수 있습니다. 위장 근육의 연동운동이 약해져서 위 무력증이 생긴 경우와 위장 벽을 덮고 있는 점막에 상처가 나서 붓고 아픈 경우입니다. 이 두 경우 모두 소화불량 증상을 동반합니다만 우리는 염증에 관한 이야기를 하고 있으니 두 번째 경우를 좀 더 살펴보겠습니다.

위나 식도 점막에 상처가 생기면 내벽이 벌겋게 붓거나 심한 경우 염증 때문에 점막이 패여 궤양으로 진행되기도 합니다. 양배추는 이럴 때 도움을 주는 음식입니다. 소화기 점막에 생긴 염증을 빠르게 회복시키는 효능이 있기 때문이지요. 특히 양배추 즙에서는 점막 재생에 탁월한 효능이 있다고 알려진 메틸메티오닌 설포늄 염화물Methylmethionine Sulfonium Chloride, MMSC이 처음 발견되기도 했습니다. MMSC는 궤양치료에 효과가 좋다 보니 궤양Ulcer의 U자를 따서 '비타민U'라고도 불립니다.

만성적인 위염이나 식도염에 양배추 섭취가 염증 치료와 예방에 효과가 있는 것은 사실입니다. 그러나 그보다 더 중요한 것은, 앞서 여러 차례 얘기했듯이 염증이 생기는 근본적인 이유를 개선하는 것이지요. 위장병의 99%는 잘못된 식습관에서 옵니다. 함부로 먹는데 어떻게 위장이 온전할 수 있을까요? 위장은 여러분이 섭취한 음식을 직접적으로 받아들이는 기관입니다. 무엇을 어떻게 먹느냐가 위장 건강에 큰 영향을 끼치는 것은 당연한 이치입니다. 밥을 불규칙하게 먹거나 급하게 먹는 습관부터 폭식, 과식 그리고 커피나 술, 담배, 맵고 자극적이며 짠 음식들을 즐겨 취하는 습관들은 만성 위염을 부릅니다.

제아무리 양배추를 먹고, 약을 먹어도 위장을 병들게 하는 이런 식습관이 개선되지 않는 한 만성염증에서 절대 벗어날 수 없습니다. 아무리 다이어트에 좋다는 보조제와 약을 먹어도 많이 먹고 운동하지 않는 생활을 이어간다면 살이 도로 찌는 것과 같습니다. 제 경우 상부 소화관에 만성염증이 있는 환자에게는 숙제를 많이 내줍니다. 위장이 싫어하고 부담스러워하는 것들을 피하면서 식치해야만 위장이 치료되며 더 나아가 치유된다는 것을 기억하셨으면 합니다.

양배추는 한약명으로 감람甘藍이라 하는데요. 성질이 평성平性, 즉 치우침이 없어서 열이 많은 체질이나 냉한 체질도 부담없이 먹을 수 있습니다. 위장을 튼튼하게 하며 기와 혈이 순환하는 통로를 원활하게 하는 작용(건위통락健胃通絡), 기력을 보충하는 효능(보중익기補中益氣)으로 특히 위장병 때문에 기운이 없고 입맛도 떨어진 사람들에게 약이 되는 음식입니다. 이외에도 뼈를 튼튼하게 하고 뇌를 총명하게 하며 눈과 귀를 밝게 하는 작용 등 다양한 이로운 효능들이 있습니다.

양배추는 위장 때문이 아니더라도 나이들수록 가까이 하면 좋은 장수음식입니다. 양배추의 매운맛을 내는 글루코시놀레이트Glucosinolate 성분은 항암작용이 있기 때문에 암 예방 효과까지도 기대해 볼 수 있습니다. 다만 앞서 언급했던 위장이 안 좋은 첫 번째 이유인 위 무력증이 생겨서 소화불량인 경우에는 양배추가 큰 도움이 되지 않습니다. 그러니 양배추가 모든 위장병에 만병통치약이라는 맹신은 접어두시길 바랍니다.

양배추즙이나 보조제를 먹을지 결정하기 전에 어떤 이유로 소화가 안 되는지 정확한 진단이 우선되어야 함은 이제 더 이상 강조하지 않아도 아실 거라 생각합니다.

양배추 식치 3줄 요약!

- 하나, 위장병은 잘못된 식습관을 바로잡는 것이 가장 중요하다.
- 둘, 양배추는 만성위염을 다스리고, 기운을 끌어올리는 효능이 있다.
- 셋, 양배추에 풍부한 비타민U는 상처 난 위장과 식도 점막을 회복하고 재생시키는 작용을 한다.

식치 레시피 8

양배추찜

양배추가 지닌 글루코시놀레이트 성분의 효능을 살리려면 장시간 열을 가해 삶지 말고 살짝만 쪄야 합니다.

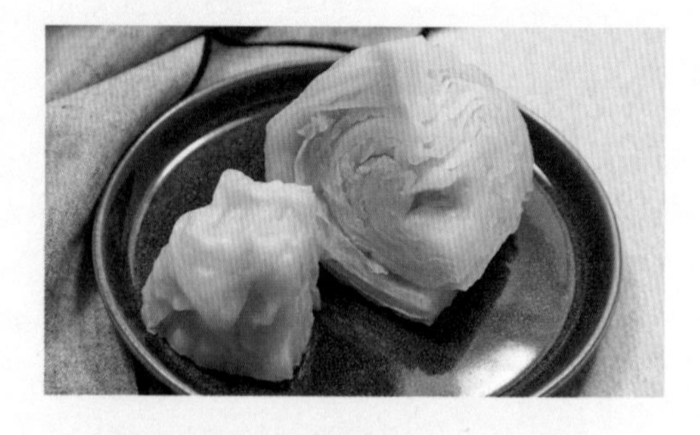

재료

양배추 1/4통(200~250g)

1. 양배추 심지는 도려내고 겉잎은 2~3장 떼어낸다.
2. 잎과 잎 사이를 살짝 벌린 뒤 베이킹소다를 푼 물에 5분 정도 담갔다가 흐르는 물에 세척한다.
3. 찜기에 물이 끓어오르면 양배추 속잎과 겉잎을 분리하여 찜기에 올린다.
4. 뚜껑을 덮고 7분간 찐 뒤 찬물에 헹군다.

주의 사항

양배추 섭취에 가장 주의해야 하는 사람은 갑상선기능저하증이나 요오드 결핍증이 있는 사람입니다. 요오드가 부족하면 갑상선은 갑상선호르몬을 만들지 못하고 크기가 커지면서 갑상선종Goitter이 생깁니다. 이렇게 갑상선을 비대하게 만드는 물질들을 가리켜 고이트로젠Goitrogen이라고도 하는데요. 양배추는 소화 과정에서 고이트로젠을 만들어냅니다. 따라서 갑상선기능저하증이 있는 사람은 양배추즙이나 양배추환 같은 보조식품을 먹거나 양배추를 갈아서 매일 주스로 마시는 것을 반드시 피해야 합니다. 단, 양배추를 찌면 고이트로젠이 2/3 가량 줄어들고, 끓는 물에 30분간 데칠 경우 90%가 사라지기 때문에 적정량을 섭취한다면 큰 염려를 하지 않아도 됩니다.

양배추는 섬유질이 풍부한 만큼 장내 세균에 의해 분해되는 과정에서 가스가 많이 생길 수 있습니다. 장이 건강한 사람은 괜찮지만 평소 과민성대장증후군으로 고생하는 사람은 양배추를 조금만 먹어도 배에 가스가 차고 아플 수 있지요. 본인의 장 상태를 고려하여 양배추 섭취를 조절하시길 바랍니다.

장의 염증을 다스리는 '밤'과 '목이버섯'

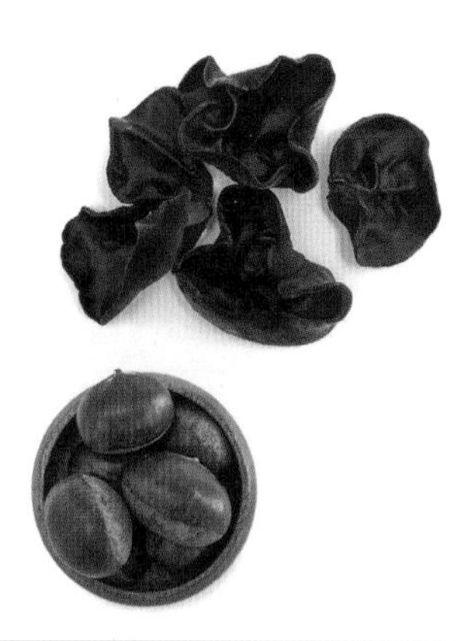

어릴 적 배가 아플 때면 어머니나 할머니께서 손으로 배를 쓰다듬어 주시면서 "엄마 손은 약손~" 하고 주문처럼 중얼거리셨는데요. 그러면 신기하게도 통증이 사라졌던 기억이 납니다. 이는 단순히 심리적 요인 때문만은 아닙니다. 실제로 손을 배에 대고 계속 문지르면 마찰열이 생겨서 배가 따뜻해지고 그로 인해 속이 편해지는 효과가 있습니다. 이처럼 평소 장염이 잘 생기지 않는 환경을 만들기 위해서는 장의 기초체온, 즉 적절한 온도를 유지해주는 것이 중요합니다. 배가 따뜻해야 편안하다는 것은 경험적으로 많이들 알고 계실 겁니다.

그런데 장 건강을 위해 기초체온 유지만큼이나 중요한 또 한 가지가 있습니다. 바로 '습도'인데요. 배가 찬 사람도 있고 따뜻한 사람도 있는 것처럼, 장도 습한 사람이 있고 건조한 사람이 있습니다. 찬 음식을 많이 먹는 습관 때문에 축축한 습濕이 장내에 정체하는 경우도 있고요. 스트레스로 장 운동성이 저하되면 장이 수분을 흡수하는 능력인 수분대사 기능도 함께 저하되어 습이 쌓이기도 합니다. 이쯤 되면 궁금증이 생깁니다. 배가 냉한지 아닌지는 직접 만져보거나 느낌으로도 알 수 있는데, 장이 습한지는 아닌지는 어떻게 알 수 있을까요?

장에 습이 정체하면 배가 고픈 게 아닌데도 꾸르륵 소리가 납니다. 배에서 나는 물소리를 장명腸鳴이라고 하는데, 이는 장이 습할 때 나타나는 가장 특징적인 증상입니다. 더 진행되면 묽은 변을 자주 보기도 하고, 심해지면 수시로 설사를 하기도 합니다. 반대로 장이 건조해지고 장 점막이 메마르면 대변이 딱딱해지고 변비가 잘 생깁니다. 평소에 물을 거의 마시지 않고 이뇨작용이 있는 커피만 달고 사는 사람, 잦은 다이어트로 장에 영양공급이 잘 안 되는 사람, 자율신경의 균형이 깨져서 장으로는 혈액순환이 되지 않는 사람은 장 점막이 점점 메마르게 됩니다.

이렇게 장의 습도가 깨져 한쪽으로 치우치면, 장의 면역력이 떨어져 바이러스에 취약해집니다. 같은 음식을 먹어도 남들보다 장염 바이러스에 잘 걸리는 분이 계시지요? 그렇다면 본인의 장내 환경이 어떠한지부터 체크해야 합니다. 좋은 유산균을 먹어도 별다른 효과를 못 보는 분들도 마찬가지입니다. 배가 따뜻하고 장내 적절한 습도가 갖춰져야 유산균들의 활동성이 높아집니다. 장이 냉하거나 습하거나 조燥하다면 먼저 잘못된 생활습관으로 인한 것은 아닌지 원인을 찾아 바로잡는 것이 중요합니다.

더불어 장내 온습도를 조절하는 음식의 도움을 받을 수도 있습니다. 장 내 습기를 조절하는 '대장제습기' 음식 한 가지와 장을 촉촉하게 보습하는 '대장가습기' 음식 한 가지를 소개하려고 합니다. 먼저 대장제습기 역할을 하는 음식은 '밤'입니다. 평소 배가 고프지 않아도 수시로 꾸르륵 소리가 나고, 묽은 변이나 설사가 잦으며 매사 기운이 없는 분들에게 밤만큼 좋은 음식은 없습니다. 말린 밤은 건률乾栗이라는 이름의 한약재로도 쓰여 왔는데, 위장관 기능이 떨어져 수분 대사가 잘 이루어지지 않아 장내 습이 정체되는 증상을 다스리는 데 효과가 좋습니다.

밤에서 가장 약이 되는 부위는 속껍질입니다. 밤이나 도토리의 속껍질, 즉 내피를 '보늬'라고 합니다. 밤의 겉껍질만 깐 뒤 설탕과 함께 달큰하게 졸여 '보늬밤'으로 즐기기도 합니다. 하지만 보늬밤은 졸이는 시간이 오래 걸리고 설탕절임이라 약용으로 꾸준히 식치하기에는 적합하지 않습니다. 대신 차로 끓여 마시는 편이 효과적인데요. 차를 끓일 때 장이 냉한 사람은 뜨거운 성질이 있는 계피를 추가하면 효능이 배가 됩니다. 단, 열이 많은 체질이라면 계피를 오래 복용할 경우 두통이 생길 수 있으므로 주의하시기 바랍니다.

대장제습기 음식이 있다면 메마른 장 점막에 대장가습기 역할을 하는 음식도 있습니다. 바로 '목이버섯'인데요. 목이버섯은 중국에서 불로장생의 음식이라고 알려져 있을 정도로 유익한 장수식품 중 하나입니다. 한의학적으로는 장으로의 혈액순환을 돕고 장을 보습하는 윤장潤腸작용이 있으며 물에 녹는 수용성 식이섬유인 베타글루칸이 풍부해 변비 개선에도 도움이 됩니다.

밤 식치 3줄 요약!

- 하나, 밤은 장내 습을 조절하는 식치 효능이 있다.
- 둘, 밤에서 약성이 가장 좋은 부위는 속껍질이다.
- 셋, 밤과 계피로 궁합을 맞추면 장이 냉하면서 습한 사람의 장 건강을 다스리는 데 시너지 효과를 낼 수 있다.

목이버섯 식치 3줄 요약!

- 하나, 목이버섯은 장으로의 혈액순환을 돕고 장을 보습하는 작용이 있다.
- 둘, 목이버섯은 식이섬유인 베타글루칸이 풍부해서 변비 개선에 도움이 된다.
- 셋, 천연식초를 목이버섯과 함께 섭취하면 건조한 장을 다스리는 데 시너지 효과가 난다.

밤속껍질차

차만 따라낸 뒤 취향에 맞게 꿀을 넣고 따뜻하게 마시면 좋습니다. 하루 1~2잔 정도 즐기는 것이 적당합니다.

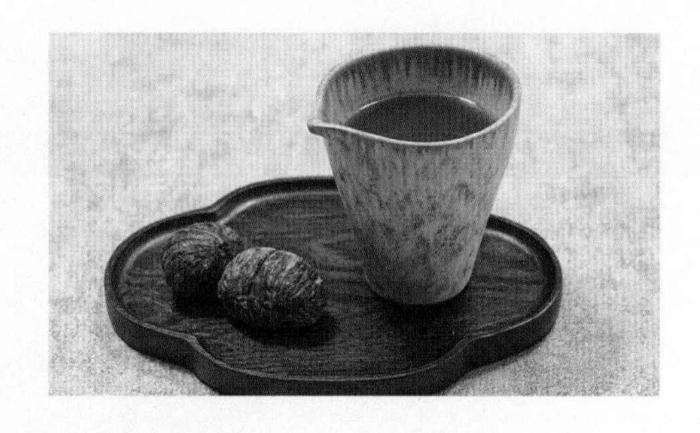

재료

생밤 7개

물 1L

계피가루 1/2숟가락

1 생밤의 겉껍질을 벗겨 보늬밤을 만든다.
2 보늬밤을 물에 넣고 10분간 팔팔 끓인다.
3 계피가루를 넣고 약불에서 5분간 더 끓인다.

주의 사항

체질상 열이 많다면 계피가루를 직접 넣기보다는 완성된 차에 시나몬 스틱을 담가 향이 살짝 날 정도로 약하게 우리는 것이 더 좋습니다. 꿀은 혈당을 올릴 수 있으니 당뇨가 있다면 주의하세요. 끓이고 남은 밤은 버리지 말고 밤죽을 만들어 활용하시면 좋습니다.

식치 레시피 10

목이버섯피클

화학식초는 간을 손상시키고 식치 효능이 없으니 반드시 천연식초를 사용하세요.

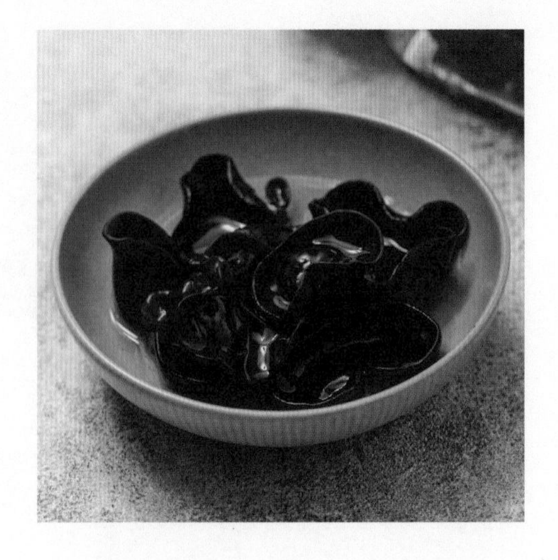

재료

생목이버섯 200g
물 2컵
식초 3/4컵
소금 2숟가락
스테비아 3숟가락

1 물, 식초, 소금, 스테비아를 넣고 20분간 끓여 피클 물을 만든다.
2 생목이버섯은 가볍게 헹군 뒤 끓는 물에 살짝 데치고 밑동을 잘라둔다.
3 목이버섯에 끓인 피클 물을 붓고 냉장실에서 하루 숙성시킨다.

주의 사항

목이버섯으로 식치할 때는 차로만 끓여 마시는 것이 아니라 섬유질까지 오롯이 섭취할 수 있도록 통째로 먹는 것이 포인트입니다. 또 목이버섯피클을 건강하게 먹고자 한다면 피클 물을 만들 때 되도록 설탕을 쓰지 않는 것이 좋으며, 하루에 40g 이상 과잉섭취하는 건 피해야 합니다. 식사를 할 때 곁들여 먹으면 목이버섯의 비타민D를 효율적으로 흡수할 수 있습니다.

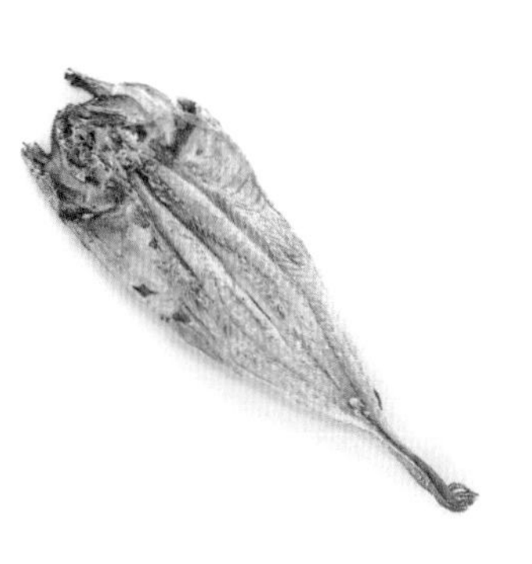

내장지방 염증을 다스리는 '황태'

1부 '염증과 뱃살'에서 내장지방은 만성염증 그 자체라는 설명을 드렸는데요. 복부에 내장지방이 쌓이면 아디포카인이라는 염증물질이 분비되기 시작합니다. 이에 반해 근육은 마이오카인이라는 항염증 호르몬을 분비하는데, 나이가 들면 점점 근육량은 줄어들고 내장지방이 쉽게 쌓이는 상태로 바뀌게 됩니다. 그래서 팔다리는 가늘어지고 배는 볼록한 체형이 되는 것입니다. 이는 곧 만성염증이 잘 생기는 체질로 바뀐다는 것을 의미합니다.

만성염증으로부터 자유로워지고 싶다면 당장 내장지방 다이어트를 시작해야 합니다. 내장지방 다이어트란 단순히 굶어서 빼는 것이 아니라, 근육은 유지한 채 지방 위주로 빼는 것을 말합니다. 하지만 근육을 지키면서 다이어트를 한다는 건 쉬운 일이 아닙니다. 근육을 보존하려면 먼저 잘 먹어야 하는데, 대부분의 사람들은 단백질 섭취에만 급급한 경향이 있습니다. 그러나 근육은 그렇게 단순하지 않습니다. 단백질만 먹는다고 근육이 성장하지 않는다는 말입니다. 좀 더 살펴볼까요?

운동하며 흘리는 땀, 운동을 통해 소모되는 수분은 근육 속 글리코겐에 저장되어 있던 수분이 빠져나오는 겁니다. 우리 몸이 에너지를 축적할 때, 장기간 저장용으로는 지방의 형태로 만들어두고, 단기간에 꺼내 사용할 에너지로는 글리코겐이라는 탄수화물의 형태로 만들어 근육과 간에 저장합니다. 우리는 바로 이 글리코겐을 써서 운동을 하지요. 보통 글리코겐 1g에는 3g의 수분이 결합되어 있어 근육을 항상 촉촉하고 건강한 상태로 유지해 줍니다.

웨이트 같은 근력운동을 한다는 것은 근육에 상처를 내는 과정이기 때문에 이후 근육 회복과 성장을 위해 식단에 몇 배 더 신경을 써야 합니다. 그런데 이때 단백질만 챙겨 먹고 탄수화물과 수분 섭취를 충분히 해주지 않으면 근육은 어떻게 될까요? 육포처럼 수분이 다 빠진 상태로 뻣뻣해지고 돌처럼 딱딱해지겠지요. 이런 근육은 염증을 달고 살고, 통증이 자주 생기며, 부상에도 매우 취약합니다. 그렇다고 해서 고가의 보충제나 갈비

싼 음식을 챙겨 먹으라는 것은 아닙니다.

저는 내장지방 다이어트가 필요한 이들에게 황태미역국을 자주 추천합니다. 발아현미밥 반공기와 함께 먹으면 한 번에 단백질, 수분, 탄수화물까지 골고루 섭취할 수 있거든요. 또 황태는 간 해독과 염증 배출 작용이 뛰어나 숙취해소에도 좋다고 알려져 있습니다. 그런데 우리가 황태에 더 주목해야 할 이유가 있습니다. 바로 '단백질의 제왕'이라는 사실 때문입니다. 황태 100g당 단백질 함량이 80g 내외인데요. 닭가슴살, 소고기, 달걀, 콩 등의 100g당 단백질 함량이 10~30g 사이인 것과 비교했을 때 굉장히 고밀도 단백질 식품이라는 것을 알 수 있습니다.

소화흡수 기능이 약해 단백질 식품을 먹으면 속이 거북하거나 소화가 잘 안 되는 사람들에게도 황태만한 것이 없습니다. 황태는 겨울바람과 날씨를 이용해 얼렸다 녹였다 하는 과정을 반복하며 완성되는데, 이때 황태의 단백질이 체내 흡수되기 쉬운 아미노산 형태로 분해됩니다. 황태의 아미노산 함량을 측정해 보면 생태보다 5배나 더 많습니다. 더불어 미역은 성장호르몬 분비를 촉진시키는 각종 미네랄 성분이 풍부하게 들어 있어, 황태와 함께 먹었을 때 근육 성장에 시너지를 일으킵니다.

황태 식치 3줄 요약!

- ✦ 하나, 복부에 내장지방이 쌓인다는 건 '염증이 잘 생기는 체질'로 바뀐다는 것을 의미한다.
- ✦ 둘, 황태는 해독작용이 탁월하며 고단백 식품이라 내장지방 다이어트 식치에 도움이 된다.
- ✦ 셋, 황태와 미역을 같이 끓여 먹으면 근육을 보존하는데 도움이 된다.

식치 레시피 11

황태미역국

미역 속 유효성분이 국에 잘 빠져 나오게 하려면 끓이기 전 기름에 볶는 것을 잊지 마세요.

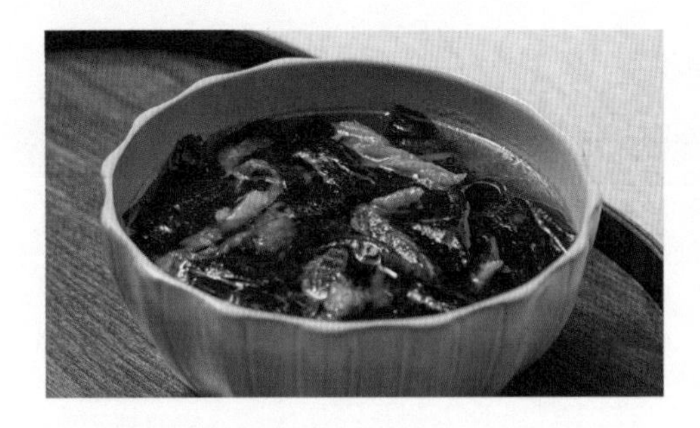

재료

황태 **50g**
건미역 **20g**
쌀뜨물 **1.5L**
참기름 **2숟가락**
다진 마늘 **1숟가락**
국간장 **2숟가락**
참치액 **2숟가락**
소금 **약간**

1 건미역은 찬물에 30분간 불린다.
2 황태는 물에 살짝 적시고, 부드러워지면 잔가시를 제거한 다음 먹기 좋은 길이로 자른다.
3 그사이 불린 미역을 주물러서 물에 몇 번 더 세척하고 물기를 꼭 짠다.
4 냄비에 먹기 좋게 자른 미역과 황태, 참기름, 다진 마늘을 넣고 강불에서 볶는다.
5 쌀뜨물, 국간장, 참치액을 넣고 끓으면 2~3분 동안 잡내를 날리며 끓이다가 뚜껑을 덮고 중불로 낮춰 10분간 푹 끓인다. 부족한 간은 소금으로 한다.

주의 사항

황태는 염분이 높아 포로 먹기보다는 국으로 끓여 먹는 것이 좋습니다. 열을 가열하면 소화흡수율이 높아지기 때문입니다. 특히 소화기능이 약한 사람은 황태채를 생으로 씹어 먹는 것보다 황태미역국 속 조리된 황태를 꼭꼭 씹어 먹는 편이 소화에 무리가 없습니다.
미역은 요오드가 풍부해서 간혹 요오드 과잉이 될까 염려하는 분들이 계시는데요. 식품의약품안전평가원에 따르면 미역을 30분 이상 물에 불린 뒤 흐르는 물에 헹궈서 요리에 사용하면 하루 2번 정도 섭취하는 것은 문제가 없다고 밝힌 바 있습니다. 그러나 갑상선질환이 있다면 주치의와 상의해서 섭취량을 결정하는 것이 좋습니다.

9장

하부의 염증

하부의 만성염증

머리끝에서부터 발끝까지 상하축의 순환이 깨지면 상부는 뜨거워서 문제가 되고, 하부는 냉해져서 문제가 됩니다. 배꼽 아래 있는 하부 장기에 냉기가 쌓이면 림프순환이 정체합니다. 이어 콩팥 기능이 떨어지고 노폐물 배출이 막히기 시작하지요. 해독을 하더라도 분해한 독소가 원활하게 몸 밖으로 배출되지 않으면 염증이 잘 생기는 환경이 만들어집니다. 방광에 냉기가 쌓이면 방광의 면역력이 떨어집니다. 냉해지지 않도록 혈액순환을 돕고, 노폐물이 정체하지 않도록 림프순환을 살리는 것, 이것이 인체 하부의 만성염증으로부터 멀어지는 전제조건입니다.

통풍을 다스리는 '레몬'

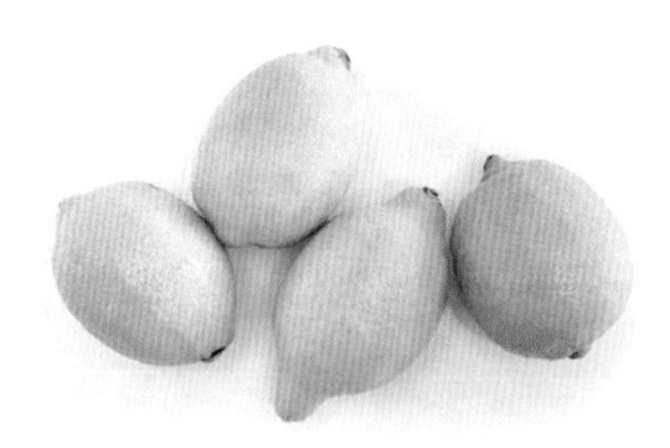

하루는 여행을 다녀온 지인에게 안부 겸 전화를 했는데 이번 여행을 다 망쳤다며 탄식을 하더군요. 여행지에서 통풍이 재발하여 발가락이 퉁퉁 붓고 너무나 아파서 거의 돌아다니지를 못해 여행을 망쳤다고 속상해했습니다.

통풍은 우리 몸속에서 요산Uric acid라는 물질이 쌓이다가 관절에 침착되어 염증을 일으키는 급성 관절염입니다. 술과 고기를 많이 먹는 사람들에게 잘 발생하여 '귀족병'이라고도 불리는데, 최근에는 근육을 키우기 위해 닭가슴살을 과도하게 섭취한 20~30대 젊은 남성에게도 많이 발생하고 있습니다.

요산이 쌓이는 이유가 뭘까요? 요산은 건강한 사람에게도 생기는데, 보통은 신장을 통해 체외로 배출되기 때문에 큰 문제가 되지는 않습니다. 그런데 요산을 생성하는 음식을 많이 먹거나 노화를 비롯한 여러 이유로 신장에서 요산 배출 속도가 느려지면 그때부터 요산이 축적되기 시작합니다. 혈액의 요산 농도가 7mg/dl 이상이 되면 고요산혈증이라고 하는데요. 이러한 상태가 지속되면 혈액 속을 돌아다니던 요산 결정체가 관절에 걸려 언제라도 급성염증을 일으킬 수 있으며, 치료가 되더라도 이후에 쉽게 재발해 만성으로 이어지기도 합니다.

요산을 많이 생성시키는 음식은 육류를 비롯하여 고등어, 멸치, 오징어 같은 퓨린Purine(질소화합물의 일종으로 체내 분해 시 요산으로 변한다)이 풍부한 음식들입니다. 그러나 평소 이런 음식들을 자주 먹지 않고 섭생에는 문제가 없음에도 신장 기능의 노화로 혈중 요산 수치가 증가한 사람이라면, 통풍의 예방과 만성염증을 다스리기 위한 식치가 반드시 필요합니다.

'통풍에 좋은 음식이 뭐예요?' 저는 이런 질문을 하는 분들에게는 '레몬'을 자주 추천합니다. 신맛이 강한 레몬은 천연식초처럼 살균 해독작용이 탁월한데요. 최근 여러 연구에서 레몬 섭취와 요산수치 감소에 대한 연관성을 긍정적으로 보고하고 있습니다. 그중 한 연구에서는 75명의 성인을 대상으로 통풍이 있는 사람, 아직 통풍은 없지만 요산 수치가 높은 사람, 통풍도 없고

요산수치도 높지 않은 사람의 세 그룹으로 나누어 6주간 물에 레몬을 짜서 넣은 레몬워터를 마시게 했습니다. 그러자 6주 후의 평가에서 세 그룹 모두에서 긍정적인 반응이 일어난 것을 확인할 수 있었지요. 요산 수치가 감소하고 소변 pH가 높아지면서 알칼리성이 되자, 콩팥 기능을 반영하는 사구체 여과율이 향상된 것입니다.

2017년, 또 다른 연구에서는 고요산혈증이 있는 사람에게 매일 1개의 레몬이 함유된 레몬워터를 마시게 했더니 6주 후 요산 수치가 유의미하게 감소한 사실이 확인된 바 있습니다.

레몬이 이런 긍정 효과를 주는 기전은 우리 몸에서 탄산칼슘Calcium carbonate 분비를 촉진하기 때문입니다. 여러 미네랄 중에서도 칼슘은 요산과 결합하여 혈액 속에서 요산을 용해시키는 역할을 합니다. 이로 인해 혈중 요산 수치가 감소하고 혈액 또한 산성에서 알칼리성으로 바뀌지요. 특히 레몬에 풍부한 비타민C와 구연산이라고 하는 시트르산Citric acid은 칼슘의 결정화를 막아 요로결석을 예방하는 효과도 있기 때문에 통풍뿐만 아니라 결석으로 고생하는 분들에게도 좋습니다.

레몬은 신맛이 강하기 때문에 원액으로 섭취해서는 안 되고 물에 희석하거나 다른 음식과 곁들여서 먹어야 합니다. 가장 간단한 방법은 레몬즙을 물에 희석해 레몬워터로 마시는 것인데, 이 경우 레몬의 좋은 효능을 반밖에 섭취하지 못합니다. 레몬에서 나는 좋은 향은 레몬 껍질에 있는 오일 성분으로부터 오는 것인데, 레몬 껍질에는 D-리모넨D-limonene이라는 휘발성 성분이 풍부합니다. 최근 D-리모넨 성분이 만성염증을 억제하고 항암효과를 보인다는 연구들이 많이 보고되고 있습니다. 게다가 레몬 껍질은 위식도염을 치유하는 효능도 있기 때문에 공복에 섭취해도 괜찮습니다.

레몬 식치 3줄 요약!

- 하나, 신맛이 강한 레몬은 살균 해독작용이 탁월하다.
- 둘, 레몬의 비타민C와 시트르산이 요산수치를 조절해 통풍을 다스린다.
- 셋, 레몬 껍질에는 만성염증과 항암효과에 좋은 성분이 있으니 버리지 말고 다양한 방식으로 섭취하자.

레몬제스트

레몬제스트는 공복에 섭취해도 좋습니다. 샐러드나 베이킹 등 다양한 요리에 활용하면 맛과 향, 효능까지 놓치지 않고 즐길 수 있습니다.

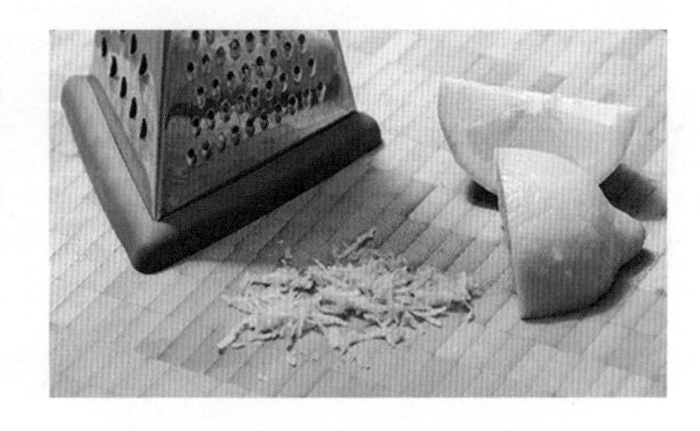

재료

레몬(필요한 만큼)

1. 베이킹소다를 푼 물에 약 30분간 레몬을 담가 농약 잔여물을 1차로 제거한다.
2. 끓는 물에 식초를 몇 방울 넣고 레몬을 넣어 1분 내로 몇 번 굴린 뒤 건져낸다.
3. 과일세척용 브러쉬나 안 쓰는 칫솔로 표면을 문질러 닦는다.
4. 레몬 껍질의 농약과 왁스를 깨끗하게 제거한 뒤 제스터나 치즈그레이터를 활용해 껍질 부분만 살살 긁어낸다.

주의 사항

흰색 속껍질은 쓴맛이 나기 때문에 겉의 노란색 껍질만 긁어내야 합니다. 과일세척용 브러쉬가 없다면 굵은 소금으로 대신할 수 있습니다. 제스터나 치즈그레이터가 없다면 감자 필러로 껍질을 벗겨낸 뒤 얇게 채썰기를 해도 됩니다. 레몬제스트는 미리 만들어 냉동 보관할 수도 있지만, 오일은 신선도가 생명이므로 번거롭더라도 그때그때 만들어 먹는 것이 가장 좋습니다.

레몬워터

여름에는 민트 잎을, 겨울에는 꿀을 추가하면 면역력 증강에 더 큰 효과가 있습니다. 처음에는 하루 1컵, 익숙해지면 최대 3컵까지 마시면 좋습니다.

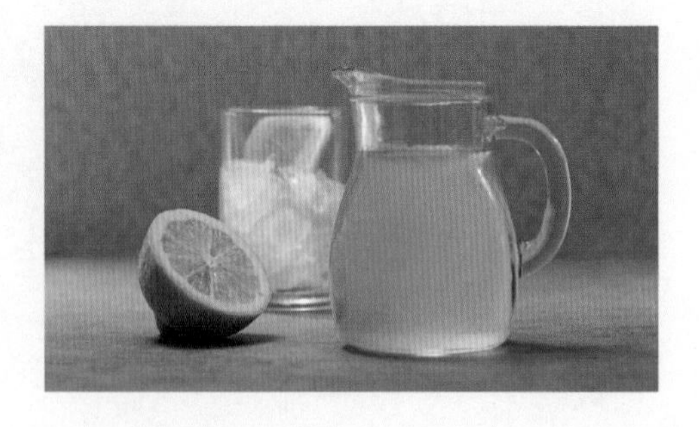

재료

레몬(1개)

물 1L

1 레몬을 반으로 자른다.

2 스퀴즈에 짠 뒤 물에 희석한다. 스퀴즈가 없다면 바닥에 레몬을 굴려 말랑하게 만든 뒤 젓가락으로 찔러 즙을 짜내면 된다.

주의 사항

신맛이 강한 레몬워터는 공복에 섭취 시 위식도 점막에 자극이 되기 때문에 위식도에 염증이 있는 사람이라면 피해야 합니다. 레몬즙을 물에 희석하는 비율 또한 개인의 위장상태에 맞게 조절하시길 바랍니다. 위식도 점막이 약할수록 물 양을 늘리세요. 레몬의 하루 최대 적정 섭취량은 1개입니다. 몸에 좋다고 해서 하루 2개 이상 섭취하는 것은 금물입니다. 레몬즙을 매번 짜기 번거롭다면 얼음 틀에 얼렸다가 필요할 때마다 하나씩 꺼내 물에 넣어 드세요.

신우신염을 다스리는 '옥수수수염'

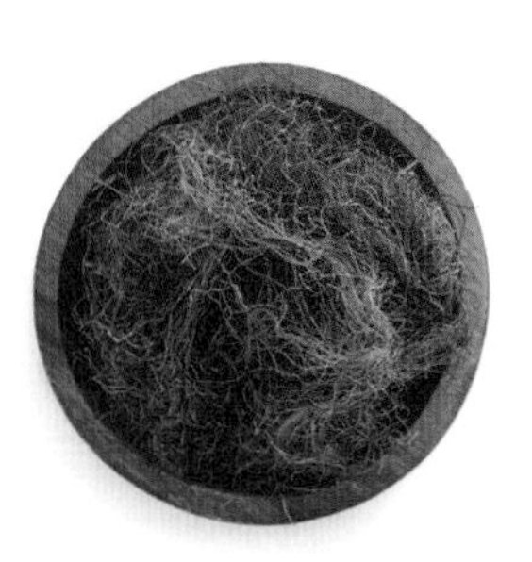

몇 년 전 아침, 헤어메이크업 숍에서 긴박한 전화가 왔습니다. 담당자가 고열로 응급실에 가게 되어 예약을 변경해야 한다는 것이었지요. 이후 이야기를 들어보니 급성 신우신염으로 여러 날 큰 고생을 했다고 합니다.

신우신염은 신장을 이루는 신우에 염증이 생긴 것으로, 초기 증상이 고열, 몸살, 오한, 두통 등 감기와 매우 비슷합니다. 하지만 방치해서 제때 치료하지 못하면 신장 기능의 저하로 투석을 해야 하는 상황이 되거나 전신에 염증이 퍼지는 패혈증으로 발전할 수도 있는 매우 위험한 병입니다.

신우신염이 생기는 가장 큰 이유는 면역이 약해진 틈을 타 세균이 침투하기 때문입니다. 이 원인균의 85%가 대장균으로 알려져 있습니다. 회음부나 질에 서식하고 있던 유해균이 스트레스를 받거나 몸이 약해지면 요도를 타고 방광으로 들어가 방광염을 일으키고, 더 심해지면 요관을 타고 올라가 신장에까지 염증을 일으키는 것이지요. 여성은 해부학적으로 항문에서부터 방광까지의 길이가 남성보다 짧아 유해균이 침투하기 쉬운 구조이기 때문에 신우신염 발생률이 남성보다 10배가량 높습니다.

신우에 급성으로 염증이 생겼을 때는 몸살감기와 같은 증상이 나타나지만, 감기와 한 가지 다른 점이 있다면 신우가 있는 허리와 옆구리 부위에 통증이 있다는 것입니다. 주먹으로 살짝 두드렸을 때 통증이 느껴진다면 이것은 염증으로 인한 통증일 가능성이 높습니다. 더불어 소변을 볼 때 통증이 느껴지는 배뇨통이 동반됩니다. 급성 신우신염은 갑작스럽게 장기에 염증이라는 큰 불이 난 것이기 때문에 염증성 손상을 최소화하기 위해서는 적절한 항생제 치료가 필요합니다. 이렇듯 약물을 통해 세균감염이 치료되면 증상이 어느 정도 안정되는데, 문제는 신우의 만성염증입니다.

만성 신우신염은 신장 기능을 점점 더 망가뜨립니다. 신우에 염증이 한 번이라도 있었던 사람이라면 염증이 재발되지 않도록 관리하는 일이 매우 중요하다는 것을 아실 겁니다. 염증이 생길 때마다 소염제로 치료할 것이 아니라, 신장에 염증이 잘 생기지 않는 환경을 만들어주는 것이 중요합니다. 이때 도움이 되는 식치 재료 중 하나가 '옥수수수염'입니다. 옥수수수염차는 한때 얼굴의 붓기를 빼주는 차로 인기가 있었는데요. 실제로도 별다른 부작용이 없고 소변을 통해 염증물질과 노폐물을 배출하는(이뇨통림利尿通淋) 작용이 탁월합니다.

평소에 옥수수수염차를 꾸준히 마시면 소변이 지나는 요로에 세균이 남아 있지 않도록 씻어내는 효과를 얻을 수 있습니다. 만성 요로감염이나 신우신염이 있는 경우 잔뇨감, 부종, 요단백 등의 증상을 경감시키고 염증의 재발 방지에도 도움을 주지요. 이외에도 신장성 고혈압의 경우 혈압을 내려주며, 유방이 붓고 아픈 유선염에도 좋습니다. 옥수수수염은 약재명으로 옥미수玉米鬚라 하는데, 옥수수 알갱이를 먹고 남은 속대인 옥수수속대도 약성이 좋기 때문에 버리지 말고 같이 활용하면 시너지 효과가 납니다.

옥수수수염 식치 3줄 요약!

- 하나, 옥수수수염은 신장의 부담을 덜어주고 에너지를 강화하는 작용을 한다.
- 둘, 옥수수수염은 잔뇨감, 부종, 요단백 등의 요로의 만성염증을 다스리는 데 도움이 된다.
- 셋, 옥수수속대도 버리지 말고 같이 활용하면 시너지 효과가 난다.

옥수수탕

옥수수탕은 물 대신 마셔서는 안 됩니다. 물과 별도로 매일 1~2잔 정도를 음용하세요.

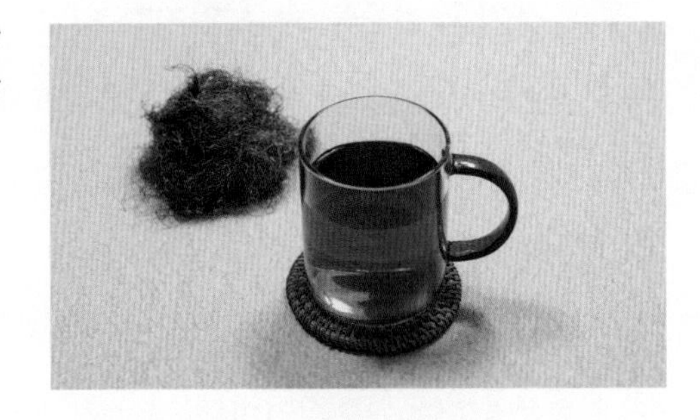

재료

옥수수수염 5개

옥수수속대 2개

물 1.8L

1. 옥수수수염은 깨끗이 씻은 뒤 햇볕에 잘 말린다.
2. 냄비에 물, 옥수수수염, 속대를 넣고 30분간 끓인다.

주의 사항

생옥수수를 말려서 사용하거나, 재료 준비가 번거로울 경우 인터넷에서 말린 옥수수속대와 옥수수염을 쉽게 구입하실 수 있습니다. 국산인 것만 확인하면 됩니다. 만성신부전 등 신장 기능 저하가 있는 분들은 주치의와 먼저 상의 후 음용 여부를 결정해야 합니다. 옥수수탕은 조 체질보다는 습 체질에 맞는 식치 방법입니다. 평소에 건조한 체질이라면 건조증이 더 심해질 수 있으므로 과도한 섭취는 주의하시길 바랍니다.

방광염을 다스리는 '복분자'

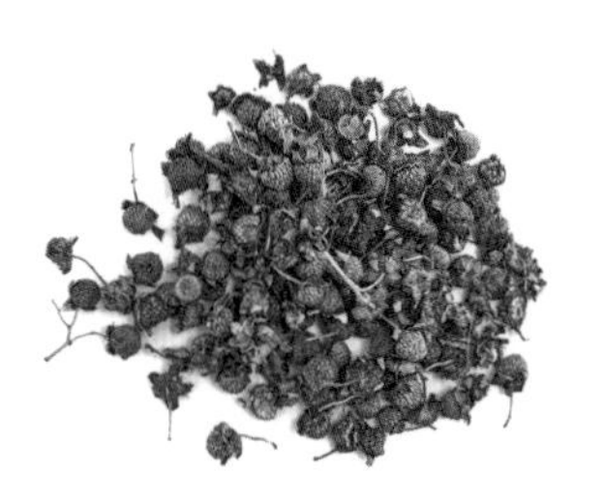

방광염은 남성보다는 여성에 주로 생기는 염증입니다. 소변이 나가는 요도의 길이가 짧고 질과 항문이 서로 가까워 세균 침투가 쉽기 때문이지요. 또 방광이 자궁 밑에 위치하고 있기에 임신 과정에서 자궁이 커질 때나 월경 과정에서 자궁벽이 두꺼워지고 커질 때 방광이 압박을 받아서 방광염이 쉽게 생깁니다. 더불어 음수량이 적어 체내 수분이 부족하면 방광에 염증이 쉽게 생길 수 있는 환경이 갖춰집니다. 소변량이 적어지면서 씻겨나가지 못한 방광 안의 세균이나 박테리아가 방광벽에 달라붙어 증식하기 때문입니다.

하루 8회 이상 소변을 보고, 신호가 와서 화장실을 막상 소변을 보고 나면 시원하지 않고, 소변이 탁하고 냄새가 나고, 아랫배가 묵직하거나 찌릿한 느낌이 있으면서 배뇨 시 통증이 느껴진다면 방광염을 의심해 볼 수 있습니다. 문제는 방광염이 쉽게 재발해서 만성으로 진행되는 경우가 많다는 것인데요. 항생제를 먹어도 그때뿐, 조금만 컨디션이 떨어지면 염증이 다시 나타나는 일이 비일비재합니다. 따라서 만성 방광염에서 벗어나려면 일상에서의 관리가 무척 중요합니다.

이를 위해 소변을 본 뒤 항상 소변량과 색깔을 확인하는 습관을 들이는 것이 좋습니다. 대변 상태로 장 건강을 유추해 볼 수 있듯이 소변 상태로 방광과 콩팥 건강을 살펴볼 수 있습니다. 만약 소변량이 감소했고 색도 진하다면 몸에 물이 부족하다는 신호이므로 물부터 충분히 마셔야 합니다.

또 용변을 본 뒤 뒤에서 앞쪽으로 닦는 습관은 피해야 합니다. 대장균이 요도로 올라갈 수 있기 때문이지요. 항생제를 자주 복용하는 사람은 장내 유익균이 사멸하면서 방광을 보호하는 기능이 떨어지기 때문에 항생제의 잦은 복용을 유발하는 기저질환을 잘 치료해야 합니다. 그러나 무엇보다도 가장 중요한 것은 방광의 면역력을 향상시키는 겁니다. 방광이 균에 대한 저항력만 갖고 있다면 염증이 자주 생기지 않을 테니까요.

방광의 면역력을 향상시키고 방광염의 예방과 치료 재발방지에 도움이 되는 식치 재료로는 '복분자'가 있습니다. 옛말에 '복분자를 먹고 소변 줄기가 너무 세서 요강을 뒤엎었다', '복분자는 정력에 좋다' 이런 얘기들이 많은데요. 복분자는 남성에게만 좋은 것이 아니라 방광에도 보약이 되는 음식입니다. 항산화 작용이 강한 레스베라톨Resveratrol과 비타민C가 풍부해서 비뇨기관의 염증을 억제하고 면역조절을 하는 데 도움을 줍니다.

한의학에서는 복분자의 익신고정축뇨益腎固精縮尿, 즉 신장과 방광의 노화를 막고 오줌소태를 치료하는 효능을 활용해 방광염을 치료하는 약재로 사용해 왔습니다. 생김새가 비슷해서 간혹 산딸기와 복분자를 헷갈리는 분들이 있는데, 산딸기는 익어도 빨간색인 데 반해 복분자는 익으면 검정색이 되는 것이 특징입니다. 맛있게 먹으려면 검은빛이 도는 완숙 복분자가 좋지만, 염증을 다스리는 약성이 있는 것은 푸릇푸릇한 녹색이 도는 미숙 복분자입니다. 복분자가 덜 익었을 때 채취해 꼭지를 따고 증기에 살짝 찐 후 건조하면 식치 효능이 풍부해집니다.

실제로 복분자의 미숙과, 중간숙과, 완숙과의 성분 함량을 비교했을 때, 미숙과의 페놀 함량이 100g당 12.84mg으로 가장 높고 항산화능력도 86.22%로 가장 높았으며, 항염증 효과도 완숙과보다는 미숙과가 월등하게 좋은 것이 확인된 바 있습니다. 따라서 방광염을 다스리기 위한 목적으로 복분자를 섭취한다면, 미숙 복분자를 직접 구해서 찌고 말려서 먹는 것이 보관하기도 편하고 효과를 보기에도 가장 좋습니다. 그러나 이런 과정을 직접 하는 것이 어렵다면 인터넷을 통해 건조된 복분자를 구입할 수 있으니 편한 방법을 선택하시길 바랍니다.

복분자 식치 3줄 요약!

- 하나, 복분자는 신장과 방광의 노화를 막고 방광의 면역력을 높이는 데 도움이 된다.
- 둘, 복분자에 풍부한 레스베라톨과 비타민C는 비뇨기관의 만성염증을 다스린다.
- 셋, 완숙 복분자보다 미숙 복분자의 항염 작용이 더 뛰어나다.

식치 레시피 15

복분자차

매일 1~2잔 식후에 마시는 것이 가장 좋습니다. 단, 만성 방광염이 아닌 과민성 방광일 경우 복분자가 도움이 되지 않습니다.

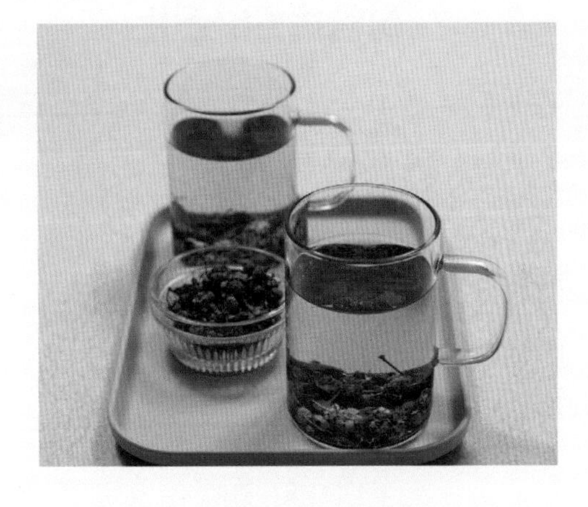

재료

(건)복분자 **8~16g**

물 **1L**

1 준비한 건복분자를 깨끗이 세척한다.

2 냄비에 물을 붓고 건복분자를 넣어 끓이다가 중불에서 30분간 더 끓인다.

주의 사항

미숙 복분자는 신맛이 강하기 때문에 빈속에 마시는 것은 금물입니다. 식후, 음식물이 위장 안에 있는 상태에서 마셔야 하고 차의 농도 또한 개인의 위장 상태에 맞게 조절해야 합니다. 더불어 설탕을 듬뿍 넣은 복분자청이나 복분자절임, 술로 담근 복분자주는 방광염을 오히려 부추기기 때문에 피하셔야 합니다.

질염을 다스리는 '연꽃'

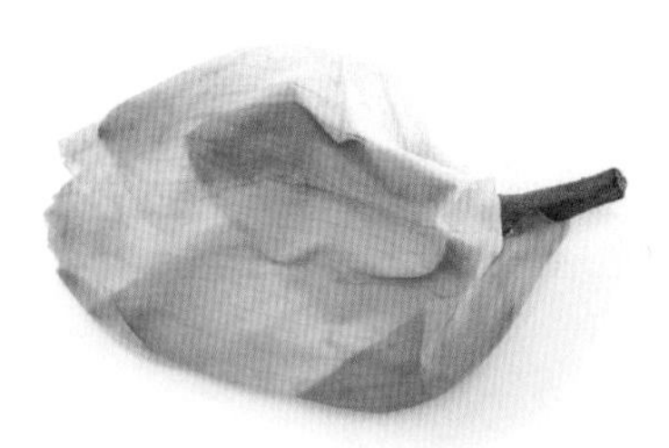

다른 염증과 달리 질염은 아픔을 대놓고 드러내기 어려운 탓에 말 못할 고민으로 속 끓이는 경우가 많습니다. 다행인 것은 최근 질염에 대한 인식이 바뀌면서 치료를 위해 산부인과를 찾는 환자들이 많아지고 있다는 겁니다. 질염이 처음 발생했을 때 항생제, 항진균제 등으로 치료 및 처방을 받는다면 빠르게 치료될 수 있기에 머뭇거리지 말고 병원을 찾는 것이 현명합니다.

그런데 문제는 질염이 만성으로 이어져 피곤할 때마다 다시 재발하는 경우가 비일비재하다는 겁니다. 저를 찾아오는 질염 환자분들 역시 여기에 해당이 되는데, 조금만 피곤하거나 과로하면 질염이 자꾸 재발해서 스트레스가 많이 쌓인 상태였습니다.

질염의 경우 발생 원인에 따라 증상이 조금씩 다르지만, 대부분 가려움증, 치즈 덩어리처럼 쏟아지는 분비물, 악취 등으로 생활에 불편함을 느낍니다. 성관계 역시 기피하게 되지요. 민망해하며 걱정하는 환자들에게 전 이렇게 말씀드립니다. '질염은 여자들만 걸리는 감기 같은 거예요. 부끄러워할 필요가 없습니다. 몸이 건강해지면 충분히 나을 수 있어요.' 감기만큼 여성에게 흔하게 생기는 것이 질염이니, 면역력이 떨어지면 쉽게 염증이 생길 수밖에 없습니다. 그럴 수밖에 없는 것이 질이라는 기관은 외부와 연결되는 통로라 각종 세균이나 바이러스 침입이 쉽기 때문이지요.

그래서 질은 평소 pH 3.8~4.5 정도의 산성을 유지하며 외부로부터 세균이 침입하는 것을 막고 있습니다. 그런데 과로와 스트레스로 인해 면역력이 저하되거나, 여성청결제를 과도하게 사용하거나, 너무 자주 씻는 경우 산도가 알칼리성로 바뀌면서 질과 외음부에 곰팡이균이 쉽게 자랄 수 있는 환경이 조성됩니다. 가장 흔하게 생기는 칸디다 질염이 이런 곰팡이성 질염입니다. 또한 건강한 질은 90~95% 이상이 유익균인 락토바실러스균으로 이루어져 있는데요. 항생제 과용 등으로 유익균이 줄어들면 가드넬라, 유레아 플라스마 같은 혐기성 세균의 양이 늘어나면서 세균성 질염에 걸릴 확률이 높아집니다.

이외에 트리코모나스 원충류에 감염되어 발생하는 트리코모나스 질염은 성적 접촉이나 목욕탕, 수영장에서의 접촉을 통해 감염되기 쉬운 질염입니다. 질 안에 원충이 있다고 바로 질염에 걸리는 것이 아니라, 질과 자궁의 기능이 약해지거나, 질 안의 세균총이 변화했을 때 염증으로 발현되지요. 이 경우에는 부부가 함께 치료를 받아야 합니다. 또 폐경 이후에는 에스트로겐의 감소로 질 점막이 얇아져 분비물이 줄고 건조해짐에 따라 염증이 생기는 위축성 질염에 걸릴 수 있습니다.

따라서 질염의 정확한 원인을 알고 이에 맞는 적절한 치료를 받아야 하는데요. 치료를 받았음에도 불구하고 만성적으로 재발한다면 질 내 환경이 염증에 취약하다는 것입니다. 적절한 산도를 유지하지 못했거나 질 내 건강한 유익균의 수가 적거나 자궁이 냉해서 유익균의 활동성이 떨어지면 언제라도 염증이 생길 수 있습니다. 만성질염의 뿌리를 뽑으려면 이러한 환경을 개선시켜야 함은 당연지사입니다.

제가 만성질염을 치료할 때 가장 많이 쓰는 재료는 '연'입니다. 연이란 우리가 흔히 먹는 연근을 비롯해 연잎, 연꽃, 연밥, 연자심 등을 말하는데요. 모두 조금씩 다른 효능으로 질염을 다스리는 데 도움이 됩니다. 스트레스를 받을 때마다 질염이 생긴다면 연자육이나 연자심이 도움이 되고, 위축성 질염에는 혈액을 만들어서 생식기로 영양을 공급하는 조혈작용이 탁월한 연근이 도움이 되지요. 분비물이 많은 질염에는 연잎, 질 내 환경을 약산성으로 유지시키는 데는 연꽃이 좋습니다. 특히 연꽃은 염증을 다스리는 퀘르세틴Quercetin과 루테올린Luteolin이 풍부합니다. 차로 우려 맛을 보면 달면서도 약간 신맛이 느껴집니다. 연꽃은 벌어진 꽃이 아니라 꽃봉오리를 채취하여 약용으로 사용하는데, 자궁과 난소, 질 부위의 혈액순환과 염증물질의 배출을 돕고 가려움증을 다스리는 작용을 합니다.

연꽃 식치 3줄 요약!

- 하나, 만성질염에서 벗어나기 위해서는 질 내 환경을 약산성으로 유지하고 유익균이 많이 상주할 수 있는 환경을 조성해야 한다.
- 둘, 연은 부위별로 효능이 다른데, 연근부터 연꽃, 연잎, 연자육, 연자심까지 모두 질 내 환경을 건강하게 하는 작용을 한다.
- 셋, 연꽃의 봉오리는 자궁을 따뜻하게 하고, 퀘르세틴과 루테올린이 풍부해 질 내 염증물질을 배출하는 데 도움을 준다.

연꽃연근차

차와 함께 연꽃잎 한 장을 따로 미지근한 물에 우린 뒤 뒷물에 활용하면 질염을 다스리는 데 좋습니다.

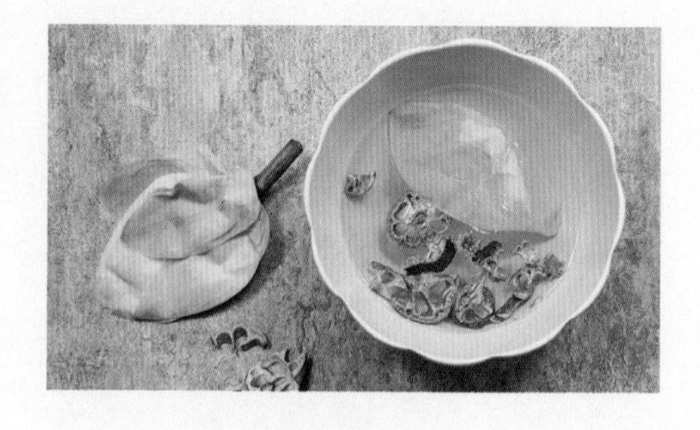

재료

냉동 연꽃 1개

연근 1개

1 연근은 깨끗하게 씻어 흙을 제거한 뒤 식초물에 담갔다가 흐르는 물에 씻고, 1.5~2cm 두께로 껍질째 저민다.

2 마른 팬에 연근을 넣고 약불에서 덖는다.

3 상온에서 잠시 식혔다가 덖는 과정을 5~6회 반복해 수분을 완전히 날린다.

4 덖은 연근 5~6 슬라이스와 연꽃잎 한 장을 뜨거운 물에 넣고 우려내서 차로 마신다. 남은 연근은 밀폐용기에 보관한다.

주의 사항

연은 별다른 부작용이 없는 만큼 사용 시 특별히 주의할 것은 없습니다. 다만, 연꽃은 의외로 신맛이 강해 속쓰림이 있거나 위식도염이 있는 사람이 진하게 우려 마실 경우 위장자극이 심할 수 있습니다. 연잎이나 연자육은 모두 떫은 탄닌 성분이 있으니 변비가 있는 사람은 과잉섭취를 피해야 하며, 연자심은 차기 때문에 체질이 냉하거나 설사를 자주 하는 사람은 주의가 필요합니다.

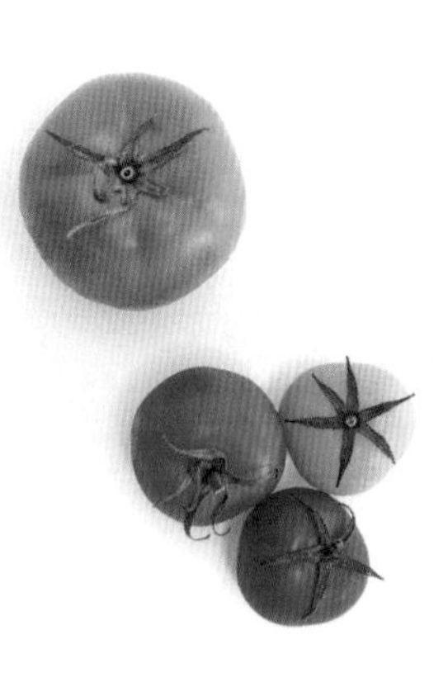

전립선 염증을 다스리는 '토마토'

우리나라에 고추장이 있다면, 이탈리아에는 빨간색 토마토 소스가 있습니다. 토마토의 빨간색 색소 성분인 라이코펜Lycopene이 강력한 항암물질로 주목받고 있어, 항간에는 '토마토를 먹으면 전립선암이 낫는다'라는 이야기가 떠돌 정도였지만 그건 사실이 아닙니다. 체내 라이코펜 함량이 높은 사람의 전립선암 발생 확률이 낮은 것은 사실이지만, 이미 발병한 전립선암에 직접적인 치료 효과가 있는 것은 아니기 때문입니다. 다만, 암이 악화되지 않도록 보호하는 효과가 있기에 암의 진행을 막거나 전립선암을 예방하려면 토마토를 가까이하는 것이 매우 좋습니다.

그뿐만 아니라 토마토는 만성염증을 다스리는 항염증 식품입니다. 전립선의 염증을 다스리는 데 도움이 되지요. 한의학적으로 토마토는 간肝과 비脾장에 작용해 해독작용과 혈액 속의 지방청소를 돕는 음식 약재로 쓰이고 있습니다. 전립선에 염증이 잘 생기거나 전립선이 뚱뚱해지는 전립선 비대증이 생기는 이유는 단순히 호르몬만의 문제가 아니라, 혈액이 탁하기 때문입니다. 해독작용이 저하되어 혈액 속에 염증 물질이 넘쳐나고, 지방독이 많이 떠돌아다니면 전립선의 혈행이 느려지면서 염증 수치도 올라가게 되니까요.

전립선의 만성염증에서 벗어나려면 단순히 소염제만 복용할 게 아니라 염증이 잘 안 생기는 환경을 만들어주는 것이 중요합니다. 그런 의미에서 토마토는 간의 해독기능을 돕고, 혈액 속의 지방독을 청소하면서, 라이코펜까지 풍부하므로 전립선을 건강하게 합니다. 라이코펜은 단독으로 먹는 것보다 루틴Rutin, 베타크립토잔틴β-cryptoxanthin 같은 다른 종류의 카로티노이드 성분과 함께 조합을 이룰 때 더욱 활성화되기 때문에, 영양제보다는 이 모든 성분이 조화를 이루는 토마토 같은 음식을 통해 섭취하는 것이 가장 좋습니다. 다만, 토마토가 가진 약성을 끌어올리는 방법이 따로 있습니다.

다음의 세 가지가 중요한데 '껍질째, 익혀서 그리고 기름과 함께' 섭취해야 식치 효능이 증대됩니다. 라이코펜 함유량이 가장 높은 부위는 과육보다는 '껍질'입니다. 그리고 대부분 토마토를 생으로 많이 먹지만 생식할 경우 좋은 성분의 소화흡수율이 현저히 떨어집니다. 라이코펜은 선 모형으로 이루어져 있어 트랜스 라이코펜Trans-lycopene이라 하는데, 열이 가해지면 구부러진 모형인 시스 라이코펜Cis-lycopene으로 바뀌게 됩니다. 사람의 장에서 흡수하기 훨씬 용이한 구조가 바로 이 시스 라이코펜이지요. 항산화 효능 역시 88도 정도의 온도에서 2분, 15분, 30분 가열했을 때 각각 28%, 34%, 62%로 증가하는 것으로 나타났습니다.

또 반드시 기억해야 할 것은 토마토를 먹을 때는 '기름'과 함께 섭취해야 한다는 것입니다. 라이코펜은 지용성 비타민이기에 지방과 함께 섭취해야 흡수됩니다. 그래서 토마토를 생과로, 혹은 샐러드에 곁들여 먹는다면 설탕이 아닌, 올리브오일을 뿌려 먹는 게 가장 좋습니다. 치즈나 요거트와 함께 먹는 것도 좋은 방법이지요.

제가 가장 추천하는 토마토 섭취 방법은 토마토달걀볶음입니다. 토마토 껍질을 잘 소화하지 못하는 사람도 먹고 나면 속이 편해지는 식치 방법입니다. 토마토를 껍질째 익혀서 기름과 함께 먹는 간편 요리인데, 이 요리는 학창 시절 중국인 친구가 알려줘서 처음 알게 되었습니다. 토마토의 신맛은 달걀의 부드러운 맛이 잡아주고, 달걀의 비린 맛은 토마토가 잡아줘서 맛이 좋습니다. 달걀의 지방 성분은 토마토의 라이코펜 흡수를 돕기 때문에 건강에도 유리할 뿐 아니라, 바쁜 아침 간단한 한 끼로도 손색이 없습니다.

토마토 껍질이 질겨서 껍질을 버리는 경우가 많은데, 껍질도 갈아서 다 먹어야 주요 영양분을 놓치지 않을 수 있습니다. 토마토의 1일 적정 섭취량은 하루 2개이니 맛있게 식치하시길 바랍니다.

토마토 식치 3줄 요약!

- 하나, 토마토는 간肝과 비脾장에 작용해 전립선에 노폐물이 쌓이지 않도록 돕는다.
- 둘, 항염작용, 항산화 효능을 높이려면 토마토를 껍질째 익혀서 먹어야 한다.
- 셋, 토마토 속의 라이코펜은 지방과 함께 먹어야 잘 흡수된다.

식치 레시피 17

토마토달걀볶음

토마토는 껍질째 익혀서 기름과 함께 먹어야 좋은 성분을 놓치지 않을 수 있습니다.

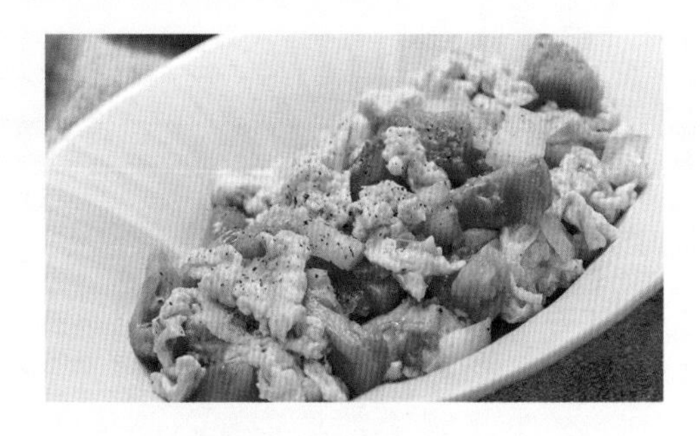

재료

토마토 2개
달걀 2개
대파 1/4개
양파 1/4개
올리브유·소금·후춧가루 적당량

1. 토마토는 꼭지를 제거하고 칼집을 내 끓는 물에 1~2분 데친 뒤 찬물에 담근다.
2. 토마토 껍질은 벗겨서 잘게 다지거나 갈고, 과육은 먹기 좋은 크기로 자른다.
3. 양파와 대파는 작게 다져 둔다.
4. 달걀에 소금을 풀어 올리브유를 두른 팬에 볶아 스크램블을 만든 뒤 그릇에 담는다.
5. 팬에 올리브유를 두르고 양파와 대파를 넣은 뒤 2~3분 볶는다.
6. 여기에 토마토와 다진 토마토 껍질, 스크램블을 모두 넣고 소금과 후추로 간한 뒤 1~2분 정도 더 볶는다.

주의 사항

생토마토에 설탕을 뿌려 먹는 방법은 가장 나쁜 섭취법입니다. 또한 토마토 가공제품 중 시중에 파는 토마토주스나 케첩 등은 맛있게 만들기 위해서 첨가물이 들어가 있는 경우가 많습니다. 요즘에는 건강을 생각해서 만든 주스나 케첩도 따로 출시되고 있으니 구입 시에는 반드시 원재료를 확인하시기 바랍니다.

10장

말초의 염증

팔·다리의 만성염증

근육과 뼈, 혈관과 신경이 뻗어 있는 팔다리에 염증이 반복적으로 생긴다면 외부적으로는 움직임, 내부적으로는 혈액순환 모두가 원인이 될 수 있습니다. 운동은 과해도 부족해도 염증을 일으킬 수 있으니 본인의 체력 상태에 따라 잘 안배해야 합니다. 혈액이 탁하거나 혈액순환이 더뎌지면 팔과 다리로 향하는 영양분과 산소 공급이 감소하고, 그 안의 노폐물을 거두는 작용이 느려지기 때문에 근육의 질이 떨어질 수밖에 없습니다. 뼈도 약해져서 다치기 쉬운 상태가 되지요. 또 팔다리로 갈수록 혈관은 가늘어지기 때문에 혈관이 막히거나 손상되기도 쉽습니다. 혈액순환을 돕는 적절한 움직임과 근육, 뼈, 신경 강화에 도움이 되는 음식으로 만성염증을 꾸준히 다스리시길 바랍니다.

뼈 건강을 다스리는 '멸치'

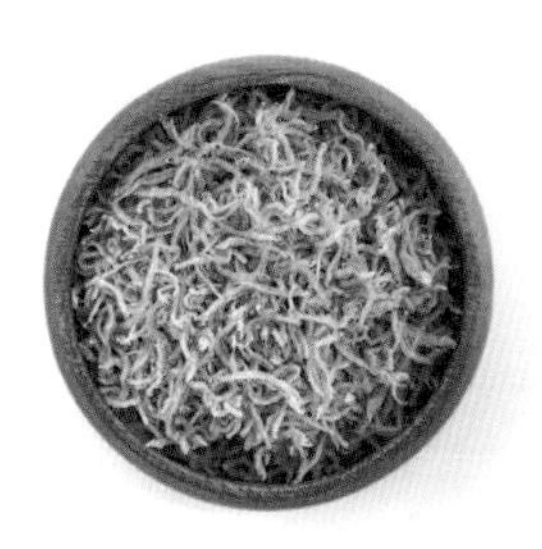

멸치볶음은 한국인의 국민 반찬입니다. 만들기도 쉽고 맛도 있어 자주 손이 가는 음식인데요. 우리가 이 멸치볶음을 열심히 챙겨 먹어야 하는 이유가 따로 있습니다. 아이의 성장부터 노인의 뼈 건강을 책임지는 칼슘 성분이 풍부하기 때문입니다. 칼슘은 뼈를 채워서 골다공증을 예방할 뿐만 아니라 관절을 강화해서 관절염을 예방하고, 충치와 잇몸 출혈을 방지하는 데에도 도움을 줍니다. 또 귓속에 있는 이석의 재료가 되므로 이석증을 예방하고 신경전달 물질의 분비를 촉진시켜 숙면을 돕습니다.

칼슘의 중요성을 인식하고 보충제로 섭취하는 분들도 많습니다. 하지만 칼슘은 되도록 자연식품을 통해 먹는 것이 가장 안전합니다. 칼슘 보충제의 성분이 모두 다 뼈로 흡수된다면야 괜찮겠지만, 그러지 못한 잔여 칼슘이 혈액을 따라 돌면서 여기저기 쌓이면 문제가 되기 때문입니다. 2016년, 존스홉킨스대학교의 연구에 따르면 칼슘 보충제 섭취 시 관상동맥에 석회질이 쌓일 확률은 22%로, 이로 인해 심장병의 발생 위험이 증가하는 것으로 나타났습니다. 혈관뿐만 아니라 유방, 관절에도 침착해 석회화염 같은 원치 않는 염증을 일으킬 수도 있습니다.

그래서 칼슘은 영리하게 섭취해야 합니다. 식품 중에서 칼슘의 대명사인 멸치도 어떻게 먹느냐에 따라 평범한 밑반찬이 될 수도, 반대로 뼈를 꽉 채워주는 칼슘 폭탄이 될 수도 있습니다. 멸치를 칼슘 폭탄으로 섭취하려면 조리 시에 반드시 이 두 가지만은 피하셔야 합니다.

첫 번째는 '설탕'입니다. 앞서 언급했듯이 설탕은 만성염증의 주범으로 당독소를 생성하고, 인슐린 저항성을 증가시켜 여기저기 염증을 생기게 합니다. 체내 염증이 증가하면 뼈를 녹이는 파골세포가 활성화되어 자연스레 뼈가 약해집니다. 백설탕, 맛술, 올리고당 등 다양한 이름과 형태로 숨어 있는 설탕의 양을 최소화하시길 바랍니다.

두 번째는 '견과류'입니다. 멸치볶음을 더 맛있게 하기 위해 견과류를 같이 볶는 경우가 많은데, 견과류에는 체내 칼슘의 흡수를 방해하는 피트산Phytic acid 성분이 들어 있습니다. 피트산은 단단한 씨앗이 스스로를 보호하기 위해 갖는 일종의 자연독성물질인데요. 사람에게 해가 되는 것은 아니지만 장으로 들어가면 칼슘, 마그네슘, 철분, 아연 같은 미네랄의 흡수를 방해할 수 있습니다. 칼슘은 다른 미네랄들과 상호작용해야만 뼈로 흡수되므로, 사실상 멸치와 견과류는 궁합이 안 맞는 음식이지요. 그럼에도 불구하고 멸치볶음에 꼭 견과류를 넣고 싶다면 방법이 없는 것은 아닙니다. 아몬드, 호두 같은 견과류에 50~60도 정도의 따뜻한 물을 부어 하룻밤 불리면 피트산의 2/3 정도가 제거됩니다.

반면에 멸치볶음에 꼭 넣으면 좋은 음식 두 가지가 있는데, 바로 '식초'와 '꽈리고추'입니다. 식초의 신맛을 내는 아세트산은 칼슘 흡수를 촉진하는 작용을 하고, 트리메틸아민Trimethylamine 성분을 중화시켜서 비린내를 제거하는 데 도움을 주며 맛도 한층 더 끌어올립니다.

한의학적으로 꽈리고추는 관절의 뼈근육으로 향하는 혈액과 산소공급을 돕는 서근활락舒筋活絡(근육을 이완시키고 경락을 소통시키는 효능) 작용이 뛰어난 음식입니다. 영양학적으로는 비타민C가 풍부한데, 볶아서 열을 가하면 비타민C는 거의 소실되고 대신 비타민K가 남습니다. 지용성 비타민인 비타민K는 뼈의 구조 형성에 중요한 역할을 하는 단백질인 '오스테오칼신Osteocalcin' 생산을 촉진하기에 멸치와 꽈리고추는 뼈 건강을 지키는 데 매우 뛰어난 식치 궁합이라고 할 수 있습니다.

멸치 식치 3줄 요약!

- 하나, 멸치는 칼슘 급원 식품이지만 먹는 방법에 따라 식치 효능이 달라진다.
- 둘, 멸치볶음을 할 때 설탕과 견과류는 넣지 않는 것이 좋다.
- 셋, 식초와 꽈리고추를 멸치와 함께 먹으면 뼈 건강에 좋은 식치 궁합이 된다.

식치 레시피 18

꽈리고추멸치볶음

신장질환 등의 기저질환으로 염분 제한이 필수적이라면 멸치볶음을 하기 전에 멸치를 물에 2~3시간 정도 담갔다가 헹궈서 활용해 보세요.

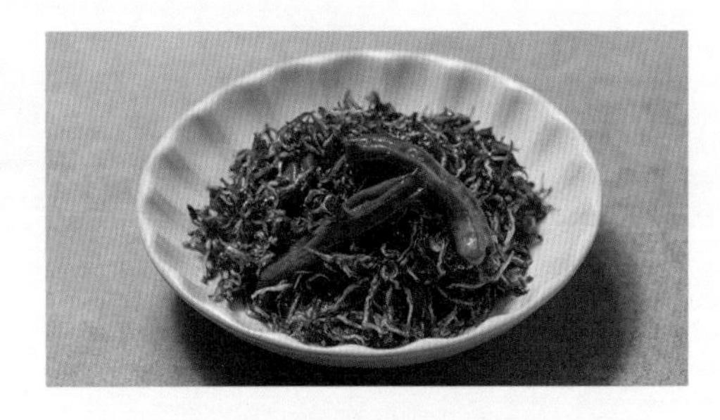

재료

잔멸치 **40g**
꽈리고추 **50g**
식초 **1/2숟가락**
다진 마늘 **2숟가락**
간장 **1숟가락**
맛술 **1숟가락**
나한과 **1/5숟가락**

1. 꽈리고추는 깨끗이 세척하고 길이가 긴 것은 어슷하게 자른 뒤 양념이 잘 스미도록 이쑤시개로 구멍을 낸다.
2. 마른 팬에 멸치를 넣고 중불에서 볶다가 식초를 뿌린 후 수분이 날아갈 때까지 볶는다.
3. 다 볶은 멸치는 채반에 밭쳐 부스러기를 털어낸다.
4. 간장, 맛술, 나한과, 다진 마늘을 섞어 양념장을 만든다.
5. 팬에 꽈리고추와 양념장의 2/3 정도를 넣고 뒤적이며 볶는다.
6. 꽈리고추가 절반 이상 익으면 볶은 멸치와 남은 양념을 모두 넣고 볶는다.

주의 사항

멸치는 부패가 빠른 생선이기 때문에 잡은 후 배에서 바로 소금과 함께 삶아 육지에서 건조시켜 판매하는 것이 일반적입니다. 유통 과정에서 부패를 막기 위해 어쩔 수 없이 염도를 높여야 하는, 대표적인 고나트륨 식품이지요. 그러니 뼈에 좋다고 무작정 많이 먹지 마세요. 고혈압이 있는 사람, 위염이 심하거나 위암 가족력이 있는 사람, 평소에 단백뇨나 혈뇨가 있다면 멸치의 염분이 증상을 악화시킬 수 있기 때문에 반드시 섭취량을 조절해야 합니다. 신장 질환이 있다면 일반 멸치가 아닌 저염 멸치를 구입하시길 바랍니다.

근육 염증을 다스리는 '바나나'

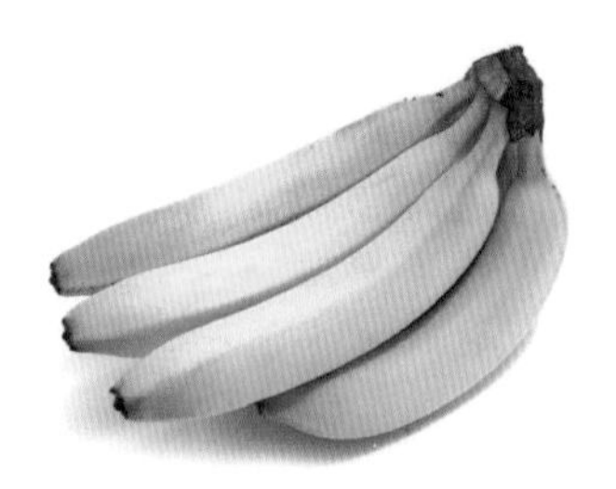

근육에 염증이 생기게 하는 가장 흔한 원인은 근육운동입니다. 대부분 운동을 하면 근육이 건강해진다고 생각하지만 사실 그 반대지요. 근력운동을 하면 근육에 상처가 생기고 미세한 염증이 발생합니다. 운동은 근육을 손상시키지만 운동 후 잘 먹고 쉬는 과정을 통해서 건강한 근육이 새로 생겨나는 것입니다. 따라서 근육 건강을 지키려면 꾸준한 운동과 함께 반드시 근육 회복에 도움이 되는 음식으로 관리해야 합니다. 근육에 좋은 음식은 여러 가지가 있지만 그중 사시사철 일상에서 쉽게 구할 수 있는 식품으로 '바나나'를 추천합니다.

바나나는 운동 전후 언제 먹는 것이 가장 좋을까요? 활용도가 조금 다를 뿐 운동 전후에 모두 좋습니다. 탄수화물과 섬유질, 칼슘과 마그네슘이 풍부한 바나나를 격렬한 운동이나 장시간 달리기 전에 먹으면 운동 효과를 높일 수 있습니다. 또한 근육 경련을 예방하는 효과도 있다는 사실이 이미 여러 연구를 통해 입증되었지요.

바나나는 후숙 과일이고 익은 정도에 따라서 성분과 효능이 달라집니다. 운동 전에는 노랗게 익은 바나나를 먹어야 합니다. 바나나가 숙성되면서 노랗게 변하면 소화가 어려운 저항성 전분이 사라지고 소화가 잘되는 과당, 포도당 같은 당분의 함량이 많아지기 때문입니다.

한의학적으로 바나나는 성질이 차고, 청열해독清熱解毒, 즉 열을 내리고 독소를 배출해 염증을 다스리는 효능을 지닙니다. 그래서 운동 후에 섭취하면 운동으로 생긴 잔열을 정리하고, 근육의 염증을 빠르게 회복하는 데 도움을 줍니다. 또 바나나 속에 풍부한 비타민B6, 비타민C, 항산화 물질은 운동 후 생긴 활성산소로 발생한 산화스트레스로부터 조직을 보호하는 데도 탁월한 효능이 있습니다. 특히 브로멜라인Bromelain이라는 효소는 근육의 염증을 회복하고 떨어진 테스토스테론 수치를 빠르게 충전하며 피로 회복을 돕습니다.

식탁 위에 며칠 두었던 노란 바나나에 주근깨 같은 반점이 생긴 것을 본 적 있으시죠? 상했을까 봐 찜찜해하는 분들도 있는데, 이건 바나나 속의 당분이 증가하고 농축되면서 만들어진 슈거 스팟Sugar spot입니다. 이때부터가 근육의 염증 회복에 도움이 되는 성분들이 풍부해지는 시기입니다. 더불어 TNF-αTumor Necrosis Factor라고 불리는 종양괴사인자가 활성화되고, 호중구Neutrophil, 대식세포 같은 다른 면역세포 활성도도 증가하기 시작합니다. 그래서 운동 후에는 반점 바나나가 제격입니다. 그러다가 어느덧 껍질 전체가 갈색이 될 정도로 익으면 비타민 함량은 감소하지만 노화와 염증을 방지하는 항산화 성분은 가장 증가하므로 노란 바나나부터 반점 바나나, 갈색 바나나까지 모두 건강상의 이점이 있습니다.

그러나 운동 후에는 바나나만 단독으로 섭취하는 것보다 같이 먹으면 시너지 효과를 내는 음식이 있는데요. 바로 '파인애플'입니다. 파인애플에도 근육의 염증성 회복을 돕는 브로멜라인이 풍부하므로 바나나와 파인애플은 운동 후 보약이 되는 식치 궁합입니다. 바나나와 파인애플을 갈아 만든 스무디를 한 잔씩 마시면 갈증과 탈수가 빠르게 해소되고 근육통, 피로 회복에도 도움이 되므로 맛있게 식치하셨으면 합니다.

바나나 식치 3줄 요약!

- 하나, 바나나에는 운동 후 남아 있는 잔열을 정리하고 근육의 염증을 다스리는 효능이 있다.
- 둘, 반점이 나타나기 시작하는 바나나를 섭취하면 면역 및 염증 조절에 도움이 된다.
- 셋, 운동 후 파인애플과 같이 먹으면 근육 염증 회복에 시너지 효과를 낸다.

식치 레시피 19

바나나파인애플스무디

유당불내증이 있다면 우유 대신 두유 혹은 물과 분리유청 단백질 파우더 20g을 추가해서 드셔도 좋습니다.

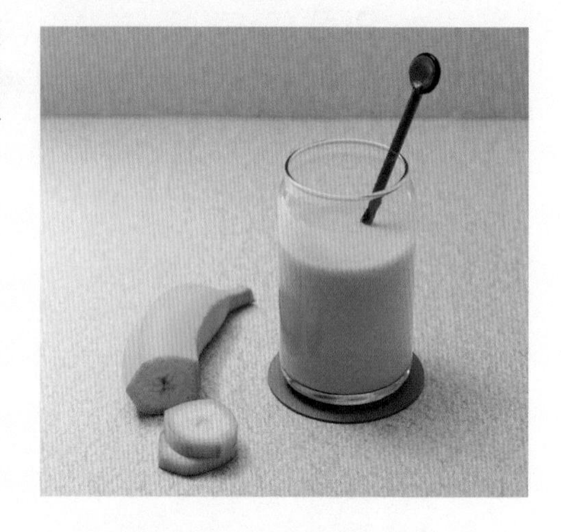

재료

(반점) 바나나 **1개**

자른 파인애플 **2컵**

저지방 우유 또는 두유 **1/2컵**

1. 바나나의 껍질을 까고 적당한 크기로 자른다.
2. 믹서기에 모든 재료를 넣고 곱게 간다.

주의 사항

당뇨 환자나 혈당 조절이 필요한 사람은 반점이 생겼거나 갈색으로 변해버린 바나나를 피하는 것이 좋습니다. 대신 초록빛이 도는 것으로 드세요. 바나나가 초록색일 때는 단맛이 덜하고 서걱거리는 질감이 있지만 혈당을 천천히 오르게 하는 저항성 전분이 풍부한 상태라 혈당 조절에 적합합니다. 또 그만큼 소화 시간이 길어서 포만감을 주기 때문에 다이어트식으로도 좋고요.

말초신경 염증을 다스리는 '김'

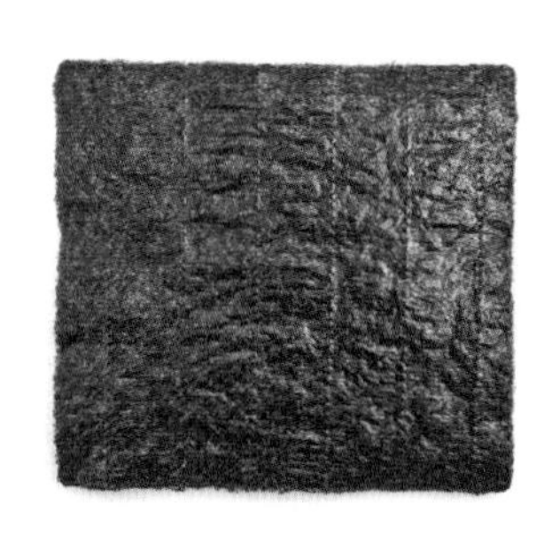

당뇨환자들은 말초신경이 손상되는 만성염증이 진행되기 마련입니다. 당뇨합병증으로 생기는 이러한 신경 염증을 당뇨병성 신경병증이라고 하는데, 보통 손끝과 발끝이 저리거나 따끔거리는 증상으로 나타납니다. 당뇨인은 고혈당 자체로 혈관과 신경이 서서히 손상되기도 하지만 동시에 신경을 보호하는 영양소 결핍으로 말초신경에 염증이 잘 생깁니다. 신체대사의 균형이 이미 깨진 상태인지라 똑같이 먹어도 건강한 사람보다 영양소 흡수율이 떨어질 수밖에 없기 때문입니다.

또한 제2형 당뇨 환자분들이 흔히 복용하는 약 중에 메트포

르민Metformin 계열의 당뇨약이 비타민B12 흡수를 떨어뜨려서 신경 손상의 위험을 높이는 것으로 알려져 있습니다. 비타민B12는 사람의 몸에서는 아예 합성되지 않으므로 외부에서 섭취해야 하며, 신경의 피막을 보호하는 데 굉장히 중요한 역할을 합니다. 쉽게 말해 신경줄을 싸고 있는 껍질을 건강하게 만드는 것이 비타민B12입니다. 그래서 비타민B12가 부족하면 신경이 쉽게 손상되고 만성염증으로 진행돼 손발이 저리고 따끔거리는 신경 합병증으로 빠르게 진행될 수 있습니다.

비타민B12는 김치나 청국장 같은 발효식품과 현미에도 있지만 독보적으로 많이 들어 있는 식품은 바로 '김'입니다. 해조류만 놓고 함유량을 비교해 보았을 때 구운 김은 100g당 비타민B12 함유량이 57.6~77.6μg, 매생이는 6.5μg, 파래는 1.3μg, 건미역은 0.2μg, 다시마는 0.1μg, 톳에서는 거의 검출량이 없습니다. 그러니까 같은 해조류라 하더라도 미역이나 다시마에는 비타민B12가 극소량 들어 있는 반면, 김에는 아주 많이 들어 있는 셈이지요. 보통 김 1인분이 5g인데, 하루에 5g 정도의 김만 섭취해도 비타민B12 하루 섭취 필요량인 2.4μg을 모두 충족합니다.

김은 비타민B12의 공급원일 뿐 아니라, 예로부터 피를 맑게 하는 음식이라고도 알려져 있습니다. 포피란Porphyran이라고 하는 수용성 식이섬유가 가득해 콜레스테롤 배출에 도움이 되기 때문입니다. 또한 칼륨, 칼슘, 마그네슘, 인 같은 미네랄이 풍부해 고혈압을 낮추는 데도 도움이 됩니다.

김은 칼로리가 낮고 소고기보다 단백질 함유량이 높은 고단백 식품이기도 한데요. 소고기의 단백질 함유량은 100g당 26%인데, 김의 단백질 함량은 36% 정도 됩니다. 그래서 신경합병증 관리가 필수적이면서 혈액을 깨끗하게 하고, 단백질 섭취가 중요한 당뇨 환자에게는 녹용이나 홍삼보다 좋은 식치 보약이 김입니다.

또 김은 홍조류인데 김이 가지고 있는 고유한 색소 성분은 염증을 없애고 암을 예방하는 훌륭한 항산화 작용을 합니다. 그런데 김을 그냥 먹으면 이러한 성분이 우리 몸에서 거의 흡수되지 못하고 생체이용률이 매우 떨어진다는 단점이 있습니다. 따라서 먹는 방법이 중요한데요. 김을 먹을 때 기름과 함께 섭취하세요. 김 속에 있는 항산화 성분까지 오롯이 다 흡수할 수 있습니다.

약재명으로 김은 자채紫菜라고 하는데, 예로부터 한의학에서는 갑상선을 다스리는 약재로도 사용되어 왔습니다. 이수제습(利水除濕, 수분대사를 조절하고 습을 제거하는) 효능이 탁월해 부종을 없애는 효능이 있으며 미세 혈액순환에 도움이 됩니다. 말초신경의 염증을 다스릴 뿐 아니라 혈액을 맑게 하고 순환을 돕는 김, 꾸준히 잘 챙겨 드시길 바랍니다.

김 식치 3줄 요약!

- 하나, 당뇨인은 말초신경의 만성염증이 진행되기 쉽다.
- 둘, 비타민B12가 풍부한 김은 신경의 피막을 튼튼하게 해서 말초신경을 보호하는 효능이 있다.
- 셋, 김은 혈액을 맑게 하고 미세순환을 촉진시키는 약재로 활용되어 왔다.

김

곱창김, 돌김, 파래김 어떤 것이든 다 좋습니다. 김을 고를 때는 빛에 비췄을 때 파란 빛깔을 띠며 광택이 나고 향기가 좋은 것을 선택하세요.

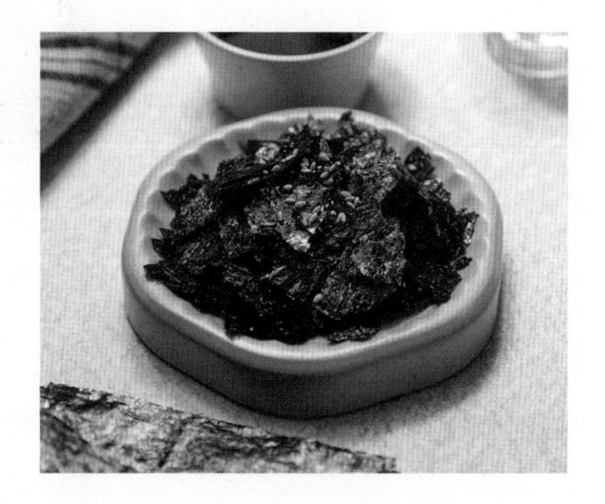

김 식치법1 생김을 살짝 구운 후 진간장에 참기름을 넣어서 찍어 먹기
김 식치법2 구운 김에 신선한 들기름을 발라 먹기
김 식치법3 들기름에 버무려서 김무침으로 먹기
김 식치법4 김자반에 깨를 갈아 솔솔 뿌려 먹기

주의 사항

김을 구입할 때는 기름 바른 김보다 생김이나 먹기 편하도록 살짝 구워 판매하는 것을 선택하세요. 기름 발라 구운 김은 장시간 유통 과정을 거치다 보면 기름이 산패되는 경우가 많기 때문입니다. 또한 집에서 들기름을 발라 구워 먹는 경우가 있는데, 들기름은 발연점이 낮기 때문에 잘못 가열하거나 굽는 과정에서 타버리면 발암성분이 쉽게 생길 수 있으니 주의하시길 바랍니다.

김을 섭취할 때 간혹 요오드 성분 때문에 염려하는 분들이 있습니다. 일일 요오드 섭취 권장기준은 80~150μg인데, 김 1g에는 5μg, 1인분이면 20μg 정도밖에 들어 있지 않으므로 김을 하루 한 끼 정도 섭취하는 것은 문제가 되지 않습니다. 단, 다시마나 미역, 파래는 김보다 요오드 함유량이 월등하게 높으니 김 외에 각종 해조류를 많이 섭취한다면 요오드 과잉이 될 수 있어 주의가 필요합니다. 갑상선항진증이 있거나 신장질환이 있다면 주치의와 섭취량을 상의하시길 바랍니다.

혈관의 염증을 다스리는 '호두'

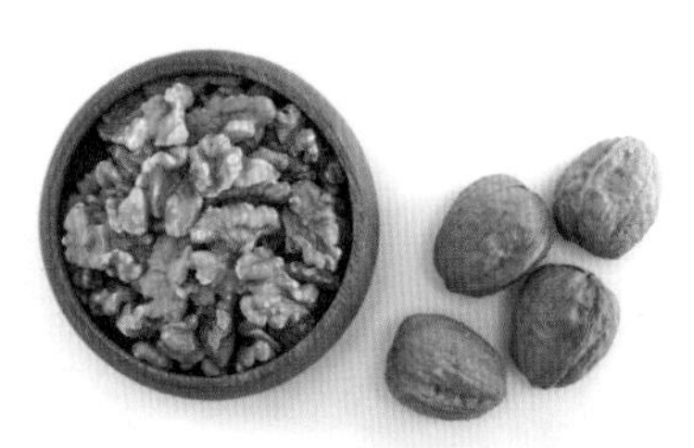

우리나라에서는 예로부터 정월대보름에 호두를 깨서 먹는 '부럼'이라는 풍습이 있습니다. 호두를 이빨로 딱 깨물면 그 소리에 부스럼 귀신이 쫓겨나 일 년 내내 피부병을 앓지 않는다는 풍속인데요. 놀랍게도 호두에는 실제로 염증을 억제하는 알파-리놀렌산Alpha-linolenic acid 성분이 있어 피부에 발생하는 염증을 다스리는 효과가 있습니다.

호두는 견과류의 한 종류입니다. 견과는 '단단한 과일'이라는 뜻인데, 딱딱한 과피에 쌓여 있는 아몬드, 밤, 호두, 은행, 잣, 도토리 같은 열매를 뜻합니다. 견과류와 관련한 효능 연구들이 꽤 많은데요. 그중 가장 주목할 만한 사실은 견과류를 규칙적으로 섭취한 사람들이 거의 먹지 않은 사람들에 비해 심혈관질환에 걸릴 확률이 적다는 것입니다.

하버드 의대 연구팀이 무려 32년 동안 약 21만 명으로부터 데이터를 수집해서 연구를 진행한 결과, 다음과 같은 결론을 내릴 수 있었습니다. 먼저, 일상생활에서 견과류를 자주 섭취하면 심혈관질환 발생률이 약 14%, 협심증을 비롯한 관상동맥질환 발병률이 약 20% 떨어지는 것으로 나타났습니다. 섭취량은 하루 28g 정도가 적당하며, 이는 손으로 한 줌 정도 되는 양입니다. 이 정도의 양을 일주일 평균 5번 이상 먹었을 때 가장 효과적이었습니다. 그런데 다른 견과류에 비해 호두는 일주일에 한 번 이상만 섭취해도 심장병 발생률 감소를 돕는 것으로 나타났고, 추가적으로 중풍 예방 효과까지도 있는 것으로 밝혀졌습니다.

호두가 특히 심장병을 예방하고 혈관 염증을 다스리는 데 좋은 이유는 불포화지방산 중 오메가3 지방산인 알파 리놀렌산ALA, Alpha-linolenic acid이 풍부하기 때문입니다. 알파 리놀렌산은 혈관을 딱딱하고 좁게 만드는 플라크가 혈관에 끼지 않도록 청소하는 작용을 합니다. 또한 호두는 나쁜 콜레스테롤이라고 알려져 있는 LDL 콜레스테롤 수치를 떨어뜨리는 데도 한몫합니다. 콜레스테롤은 망가진 혈관 내피를 메꾸고 보수하는 데 필요하지만, 필요 이상으로 혈액 속을 떠돌아다니면 다른 노폐물과 함께 혈관벽에 엉겨 붙으면서 혈전을 만들고 염증을 일으킵니다.

호두가 혈관염증을 다스리는 데 도움이 되는 또 다른 이유는 인슐린 저항성을 떨어뜨려서 혈당 조절에 도움이 되기 때문인데요. 밥을 먹게 되면 혈당이 올라가고 이로 인해 인슐린이라는 호르몬이 분비되는데, 세포가 인슐린에 저항하는 저항성이 생기면 인슐린이 분비되어도 포도당이 세포로 들어가지 못합니다. 이런 상태가 지속되면 혈액 속의 중성지방 수치가 높아지고, 좋은 콜레스테롤이라고 알려진 HDL 콜레스테롤 수치가 떨어지면서 혈당이 올라가 혈관이 부식됩니다.

따라서 매일 호두를 6~7개(약 28g)씩 꾸준히 섭취하는 것은 혈관의 만성염증을 씻어내고, 각종 심혈관질환을 예방하는 훌륭한 식치 방법 중의 하나입니다. 단, 호두 속의 불포화지방산이 혈관에 약이 되는 것이므로 호두를 먹을 때는 신선도가 가장 중요합니다. 시중에는 편리함을 위해 깐 호두를 봉지에 담아 파는 제품이 많은데요. 호두는 다른 견과류에 비해 기름이 많아 산패 속도가 빠릅니다. 만약 호두에서 쩐 내가 난다면 절대 먹어서는 안 됩니다. 산패한 기름은 독이나 다름없으니까요.

호두로 식치하는 또 다른 방법은 호두페스토입니다. 특히 치아가 약한 장년층이나 견과류 특유의 텁텁한 맛이 싫다면 호두를 갈아 먹으면 됩니다. 페스토는 '부수다', '두드리다'라는 이탈리아어에서 유래한 말로, 견과류와 녹색채소, 그리고 올리브유를 넣고 갈아 만드는 이탈리아식 소스인데요. 호두와 깻잎을 같이 넣어 궁합을 맞추면 혈관 염증을 다스리는 데 시너지 효과를 볼 수 있습니다.

호두 식치 3줄 요약!

- 하나, 매일 28g 정도의 견과류 섭취는 각종 심혈관질환 발생률을 낮춘다.
- 둘, 호두는 혈관의 염증을 다스리고 중풍을 예방하는 데 도움이 된다.
- 셋, 깐 호두는 산패가 쉽게 되기 때문에 되도록 피호두를 구입하되, 호두에서 쩐 내가 난다면 먹지 않도록 주의한다.

호두깻잎페스토

완성된 페스토는 유리 용기에 옮겨 담고 올리브유를 채워서 냉장 보관하되, 일주일 이내 신선한 상태로 섭취하세요.

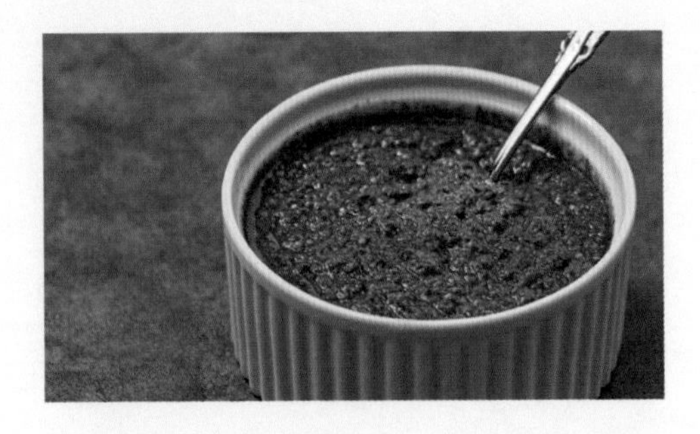

재료

전처리한 호두 **80g**
깻잎 **100g(약 20장)**
다진 마늘 **1~2작은술가락**
들기름 **100g**
파마산치즈가루 **30g**
소금·후추 **약간씩**

1 피호두의 껍질을 깐 뒤 충분히 잠길 만큼의 미지근한 물을 붓고 소금 2숟가락, 식초 1숟가락을 넣어 하룻밤 정도 불린다.
2 불린 호두를 냄비에 넣고 끓는 물에서 3분간 끓인다. 이때 떠오르는 불순물은 건져 낸다.
3 호두를 건져 깨끗한 물에 헹군다.
4 마른 팬에 넣고 약불에서 건조시킨다.
5 깻잎은 깨끗하게 씻은 뒤 적당히 잘라 둔다.
6 블렌더에 호두, 깻잎 외 준비한 재료를 넣고 간다.

주의 사항

전처리 시 강불에서 볶으면 오히려 혈관과 심장에 독이 되는 과산화지질이 생성되어 건강에 해로울 수 있습니다. 또한 호두에 습기가 남아 있으면 곰팡이가 생길 수 있으니 충분히 바삭하게 말려야 합니다. 블렌더로 재료를 갈 때는 짧게 끊어 주면서 갈아야 열 발생이 최소화되어 기름의 신선도를 유지할 수 있습니다.

딱딱한 껍질이 있는 피호두 상태로 냉장고에 보관 시 2년까지도 보관이 가능합니다. 그러나 호두의 껍질을 벗기게 되면 산패가 빠르게 진행되므로 보관기간이 짧아집니다. 깐 호두를 밀봉해서 공기를 뺀 후 냉장 혹은 냉동 보관했더라도 6개월 이내로 섭취하는 것이 좋습니다. 통호두가 아닌 잘게 부순 호두는 보관 기간이 더 짧고, 기간과 상관없이 호두의 색상이 검게 변하거나 불쾌한 냄새와 맛이 난다면 절대 먹지 않아야 합니다.

림프의 염증을 다스리는 '공심채'

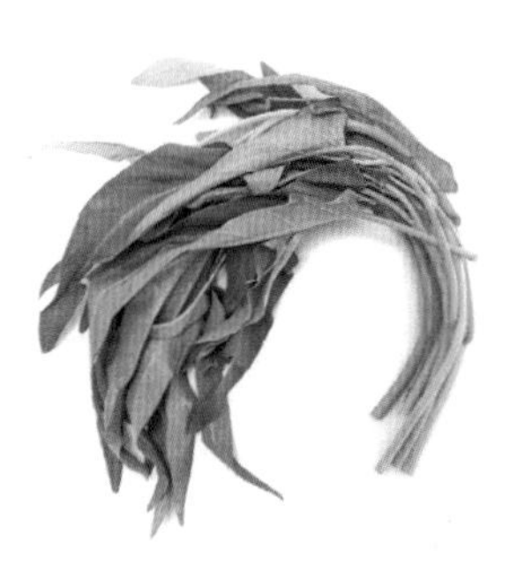

사람 몸의 70%는 근육도 뼈도 아닌 '물水'입니다. 그리고 너무나 경이롭게도 우리 몸엔 상하수도 시스템이 완벽하게 갖춰져 있습니다. 혈관이 상수도라고 하면, 림프관은 하수도의 역할을 합니다. 림프액은 혈액에서 각종 염증물질와 노폐물을 수거해 말초에서부터 쇄골까지 천천히 순환합니다. 그 과정에서 서혜부(사타구니), 액와(겨드랑이), 귀밑 등 중간중간 림프절이라는 정거장을 지나게 되는데요. 면역세포 중 하나인 킬러 T세포Killer T-cell들이 림프액 속에 있던 바이러스에 감염된 세포나 암 세포 등을 직접 파괴합니다.

림프시스템은 자동 정화 시스템으로 작용합니다. 정화 시스템을 통해 폐수가 깨끗하게 걸러지듯 림프액을 정화해서 쇄골에서 대정맥으로, 즉 다시 혈관으로 들어가 혈액과 합쳐지게 됩니다. 그런데 정화작용이 떨어져 림프액이 점점 탁해지거나, 림프순환이 안되서 꽉 막힌다면 어떤 일이 벌어지게 될까요? 쇄골이나 귀밑 같은 림프절에 직접적으로 염증이 생겨 붓고 아픈 '임파선염'이 발생할 수 있습니다. 림프액 속에 산화된 지방독이 떠돌면서 피부에 올록볼록하게 지방종을 유발하기도 하고, 정화되지 않은 림프액이 그대로 혈액 속에 들어가 혈관이 지나다니는 전신에 피부알레르기를 발생시킬 수도 있습니다.

그래서 피부가 이유 없이 가렵거나 만성적인 피부염 특히 만성 두드러기에 시달리고 있다면, 항히스타민제만 복용할 것이 아니라 림프에 문제는 없는지 반드시 살펴야 합니다. 혈액순환이 안되면 혈압에 문제가 생기거나 팔다리가 시리고 저리는 등의 증상이 나타나는 것처럼 림프순환이 안되면 잘 나타나는 증상들이 있는데, 몸이 잘 붓고 무거우며 허벅지와 팔에 울퉁불퉁 셀룰라이트가 쌓이고 겨드랑이와 사타구니가 딱딱해지면서 눌렀을 때 통증이 생기기도 합니다.

혈액은 심장에서 강하게 펌핑하는 동력에 의해 순환하는 데 비해 림프액은 심장 같은 동력원이 없습니다. 대신 근육이 수축 이완 하는 힘을 이용해 이동하지요. 그래서 혈액보다 순환이 더

디고 쉽게 정체할 수 있습니다. 혈액순환이 막히면 심장이 혈압을 높여 뚫어주지만 림프순환이 막히면 대처가 어렵기 때문에 건강한 상태로 돌아가기까지 많은 시간이 걸립니다. 그리고 이런 상태가 지속되는 동안 염증은 쌓이고 만성으로 진행이 됩니다. 하수도가 막혔으니 당연한 일이겠지요.

림프를 해독하고 만성염증에서 벗어나려면 림프액을 탁하게 만드는 음식부터 멀리해야 합니다. 우리가 섭취한 탄수화물과 단백질은 포도당과 아미노산으로 쪼개진 뒤 모세혈관으로 흡수되지만, 지방은 지방산으로 쪼개진 뒤 림프관(암죽관)으로 들어갑니다. 따라서 림프액을 직접적으로 오염시키는 주범은 '저질 지방'입니다. 그중에서도 가공육과 마가린, 크림, 마블링 된 육류에 있는 포화지방과 도넛, 과자, 라면, 팝콘 등에 있는 트랜스지방, 묵은 기름과 껍질을 깐 지 오래된 호두나 잣 같은 견과류, 오래된 누룽지 등에서 쩐 내를 풍기는 산패한 지방이 해당됩니다.

반대로 림프액을 정화하고 림프순환을 원활하게 하는 데 도움이 되는 음식도 있는데, 대표적인 것이 '공심채'입니다. 공심채는 제가 임파선염을 비롯한 만성 두드러기, 피부 알레르기, 부종, 축농증 등 다양한 만성염증 치료와 림프 해독을 위해 자주 쓰는 식치 재료 중 하나입니다. 영어로는 모닝글로리Morning glory, 물시금치Water spinach라고 부르며, 줄기 속이 텅 비었다고 해서 '공심채空心菜'라고도 부릅니다. 공심채는 한의학적으로 청열해독清熱解毒 효능이 있어 급성염증과 만성염증을 다스리는 데 두루 도움이 됩니다. 공심채에는 플라보노이드, 사포닌, 루테인, 베타카로틴, 크립토산틴 같은 항산화성분이 풍부해 항염작용이 있고, 정체한 수분을 체외로 배출시키는 작용 또한 탁월합니다. 이 때문에 공심채는 임파선염뿐만 아니라 림프순환 장애로 발목의 부종, 하지부종, 관절의 부종과 염증이 있는 사람에게도 증상 완화에 도움이 될 것입니다.

공심채 식치 3줄 요약!

- 하나, 림프가 탁해지면 임파선염을 비롯한 만성두드러기, 피부소양증 같은 만성염증의 원인이 된다.
- 둘, 공심채는 청열해독 작용을 하여 급성염증과 만성염증을 다스리는 데 두루 효능이 있다.
- 셋, 공심채는 플라보노이드, 사포닌 등의 항산화성분이 풍부한 항염식품이며, 이뇨작용이 있어서 하지부종 및 관절의 부종과 염증을 완화하는 데 좋다.

식치 레시피 22

공심채된장국

공심채는 성질이 차기 때문이 위장이나 장이 냉한 사람은 간혹 복통이나 설사를 일으킬 수 있어 주의가 필요합니다.

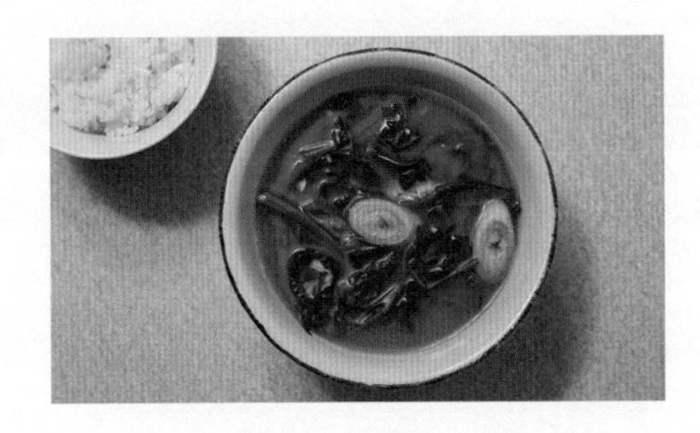

재료

데친 공심채 **1묶음(200g)**
쌀뜨물 **4컵**
다시마 **3~4장**
천연조미료 **1숟가락**
된장 **2숟가락**
대파 **1/2개**
다진 마늘 **1숟가락**
청양고추 **1개**
소금 **약간**

1 끓는 물에 소금을 넣고 공심채를 데친 후 바로 찬물에 헹군다.
2 데친 공심채의 물기를 꽉 짜낸 다음 먹기 좋은 크기로 썬다.
3 쌀뜨물에 다시마를 넣고 끓이다가 2분 뒤 다시마를 건져 낸다.
4 된장을 풀어 끓이다가 데친 공심채를 넣고 5분간 더 끓인다.
5 파, 마늘, 청양고추를 한 번에 넣고 끓인다.
6 소금으로 간을 맞춘다.

주의 사항

공심채도 시금치와 같이 옥살산Oxalic acid 함량이 높기 때문에 생으로 먹지 않도록 주의해야 합니다. 데쳐서 물에 헹구면 옥살산 함량을 53%까지 줄일 수 있고, 다시 끓이게 되면 80%까지도 줄일 수 있습니다. 따라서 공심채를 활용한 요리를 할 때는 시금치와 비슷한 방법으로 요리하되, 신장질환이 있거나 신장결석으로 저옥살산 식단을 해야 한다면 공심채의 과잉섭취는 피하시길 바랍니다.

11장

체질별 만성염증 다스리기

만성염증을 다스리는 데 체질별 관리가 왜 중요한지 각 체질별로 어떤 특징이 있고, 어떻게 섭생해야 만성염증이 잘 생기는 않는 몸의 환경을 만들 수 있는지에 대해 1부 마지막 장에서 설명드렸습니다. 이번 장에서는 좀 더 구체적으로 체질별로 도움 되는 음식을 한 가지씩 알려드리고, 식치하는 방법을 소개하고자 합니다.

습열 濕熱
열이 많으면서 습한 체질에 '콩'

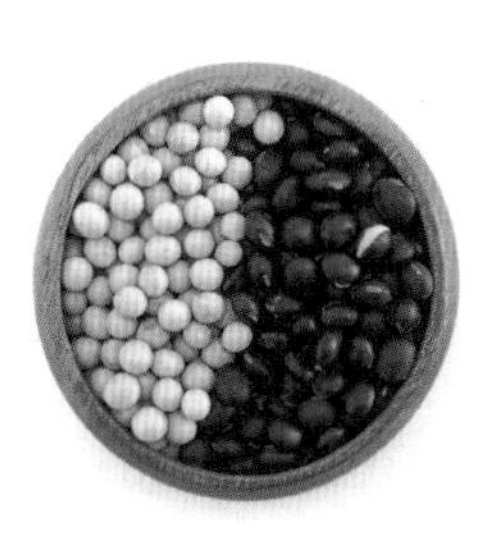

열이 많고 습한 체질은 인체 상부의 만성염증에 시달리기가 쉽습니다. 눈이 잘 충혈되면서 염증이 잘 생기고, 혈압이 높은 경향이 있으며 뇌 혈관 질환에도 취약합니다. 이러한 증상들을 두루 예방하고 건강을 지키려면 항상 몸에 쌓이는 열기를 잘 발산하고, 땀과 대소변을 통해 습기를 배출하는 것이 중요합니다. 구하기도 쉽고, 습열을 해독하는 데 가장 좋은 식치 약재가 바로 '콩'입니다.

콩은 '밭에서 나는 소고기'라고 불릴 만큼 누구에게나 좋지만 이 콩이 가장 이롭게 작용하는 사람은 습열한 체질을 지닌 사람입니다. 성질이 서늘해서 열을 식히고, 습기를 배출하는 제습 작용이 탁월하기 때문입니다. 덥고 습한 계절인 여름에는 사람의 몸에도 열기와 습기가 잘 쌓여 몸의 균형이 깨지기 마련인데요. 여름을 무탈하게 보내기 위한 섭생식으로 콩국수를 먹는 것도 콩이 가진 이러한 효능 때문입니다.

저는 어릴 적에 어머니께서 콩밥이나 콩자반을 해주시면 무척 싫어했던 기억이 있습니다. 먹으면 가스가 차고 속이 더부룩했기 때문인데요. 콩에는 단백질을 체내에서 소화시키는 효소인 트립신Trypsin의 작용을 방해하는 트립신 저해제가 함유되어 있습니다. 전체의 40%가 단백질로 구성된 고단백 식품임에도 불구하고 소화 흡수가 안 된다면 의미가 없겠지요.

또 한 가지 문제가 있는데 피트산이라는 성분 때문에 콩은 철분이나 마그네슘, 아연 같은 미네랄의 흡수를 방해하기도 합니다. 만약 빈혈이 있는 사람이 콩을 과잉섭취하거나 고기 대신 콩만 먹게 되면 철분 흡수가 잘 안되어 오히려 빈혈이 더 심해질 수도 있습니다.

콩이 가진 풍부한 영양성분과 유익한 효능은 오롯이 취하면서 콩이 가진 단점은 상쇄시키는 방법이 몇 가지가 있는데, 그중 가장 좋은 것이 '발효'입니다. 콩을 미생물로 발효시키면 트립신 저해성분이 없어져서 소화 흡수율이 90% 이상 높아지고, 피트산을 중화하여 다른 영양분의 흡수를 방해하지 않게 됩니다.

세계 3대 발효콩으로 한국에는 청국장, 일본에는 낫토, 인도네시아에는 템페가 있지요. 어떤 발효콩이든지 다 좋습니다. 청국장은 염분이 없는 생청국장이 좋고, 템페는 살짝 굽거나 쪄서 다양한 요리에 활용할 수 있습니다. 낫토는 다음의 레시피대로 식치해 보시길 바랍니다.

식치 레시피 23

낫토

식사 전 단백질을 섭취하면 혈당이 안정되므로 식전에 먹는 편이 더 좋습니다. 또 아침보다는 저녁에 먹어야 낫토 속의 아르기닌 성분이 힘을 발휘해 노화를 방지하는 성장호르몬을 촉진합니다.

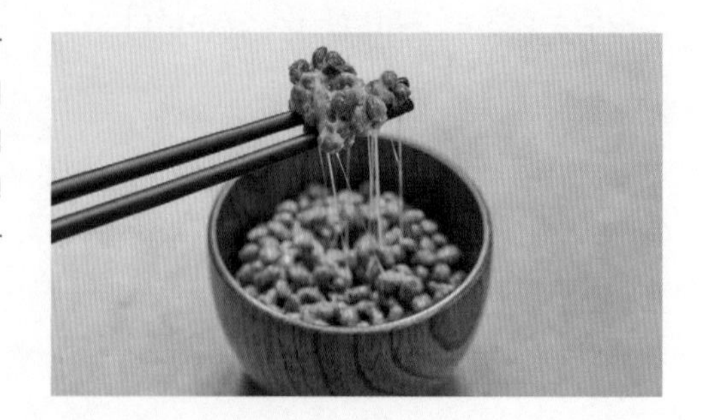

낫토 식치법1 낫또를 먹기 전 20분 정도 상온에 둔다.
낫토 식치법2 식사 10분 전에 섭취한다.
낫토 식치법3 아침보다 저녁에 먹는 게 좋다.

주의 사항

낫토는 먹기 20분 전쯤에 냉장고에서 꺼내 두어야 상온에서 낫토균에 의한 발효가 진행되어 실처럼 늘어나는 부분에 있는 낫토키나제 성분이 활성화됩니다. 낫토는 밥과 함께 비벼 먹는 것보다 밥 먹기 전에 따로 섭취하는 것이 좋습니다. 뜨거운 밥에 올려 반찬처럼 먹게 되면 낫토균이 사멸할 수 있기 때문입니다. 식사 10분 전에 낫토에 와사비나 간장 등을 넣어 적당히 간한 뒤 휘저어 드세요.

조열燥熱

열이 많으면서 건조한 체질에 '자두'

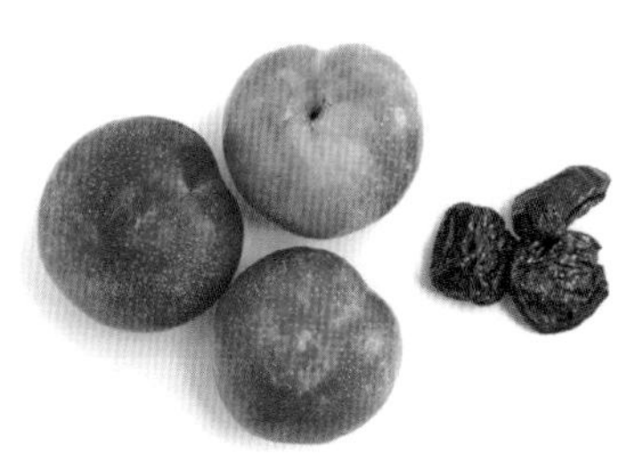

열이 많으면서 건조한 체질은 피부뿐만 아니라 눈, 코, 입 안, 위장, 기관지, 생식기 등 모든 기관의 세포점막이 건조하고 메말라 염증이 잘 생깁니다. 자가면역질환 중의 하나인 베체트병이 점막에 발생하는 대표적인 만성염증성 질환입니다. 점막은 밑에 있는 근육층을 보호할 뿐만 아니라 점액질 분비로 각종 세균과 이물질을 걸러내는 필터 역할을 하는데요. 급성 또는 만성염증으로부터 우리 몸을 보호하는 데 매우 중요합니다.

따라서 조열한 체질이 만성염증이 잘 생기지 않는 체내 환경을 만들려면 내부에 쌓이는 열을 순환시키면서 세포를 촉촉하게 보습시켜 주는 음식들이 특히 도움이 됩니다. 한의학적으로는 서늘한 성질을 가지고 있으면서 건조한 것을 윤택하게 하는 윤조潤燥 효능이 있는 음식들이 여기 해당하는데, 여름 과일 중에 많습니다. 그중 대표적인 것이 '자두'입니다.

한번은 딸의 증상 때문에 진료실에 찾아오신 분이 있었습니다. "우리 딸이 이제 막 직장 생활을 시작했거든요. 야근도 많이 하고 과로해서 그런지 얼굴에 열이 많이 오르고 피부 트러블 때문에 스트레스를 받고 있는데 뭘 먹이는 것이 좋을까요?" 하고 제게 질문을 하셨습니다. 이렇게 얼굴에 열이 오르면 피지 분비가 과다해지면서 피부 트러블이나 여드름이 심해질 수밖에 없고, 얼굴의 모세혈관이 확장되어 안면홍조와 염증이 발생하게 됩니다.

얼굴에 열이 오른다는 것은 실제로 체온이 올라가는 것이 아니라 만져보면 살이 뜨겁게 느껴지는 증상인데, 과로로 생기는 열감을 한의학에서는 허로골증虛勞骨蒸이라고 합니다. 이때 제가 추천한 것이 바로 새콤한 자두였습니다. 자두는 냉한 성질을 가지고 있어서 열감을 식혀주는 탁월한 식치 효능이 있습니다. 갱년기로 인한 열감 증상에도 역시 자두가 좋습니다.

자두는 진액을 생성하는 생진生津 작용이 탁월해서 입마름을 없애는 데에도 도움을 줍니다. 입 안에서 침샘 분비가 줄어들면 구강건조증이 생길 수 있는데요. 구강건조증은 구내염뿐 아니라 충치를 부르는 질병입니다. 자연스러운 노화 과정으로 누구에게나 조금씩 나타날 수 있는 증상이지만 특히 열이 많고 건조한 체질에게 쉽게 나타나는 증상이기도 합니다. 이 외에도 자두는 골다공증이나 건조한 장에 생기는 변비 등을 해결하는 데에도 도움이 됩니다.

자두

자두의 이로운 영양소가 집중되어 있는 곳이 '껍질'입니다. 특히 입마름 증상이 심한 사람은 자두를 식초 1~2방울 떨어뜨린 물에 담갔다가 깨끗이 씻어서 껍질째 먹는 것이 좋습니다. 자두는 큰 것 2개, 작은 것은 하루 4~5개 정도 먹는 것이 적당합니다.

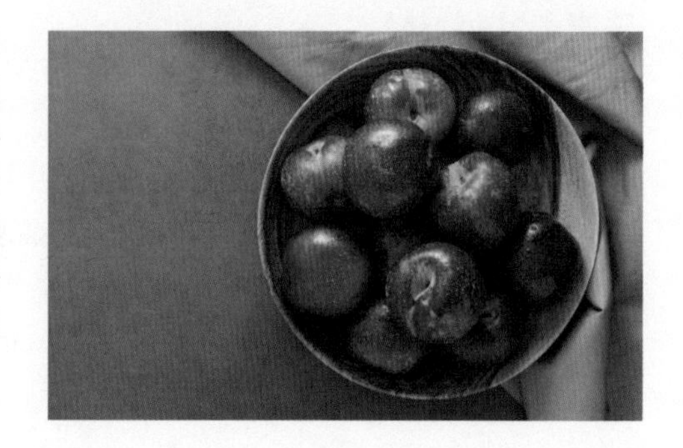

자두 식치법1 자두는 껍질째 먹는다.
자두 식치법2 변비가 있을 때 건자두와 물을 함께 마시면 변을 무르게 해서 배변을 돕는다.
자두 식치법3 과민성대장증후군이 있다면 양 조절에 주의하자.

주의 사항

만약 제철이 아니라면 건자두로 섭취할 수 있는데, 건자두는 칼슘과 폴리페놀 성분이 풍부해 뼈를 분해시키는 파골세포를 억제하는 동시에 뼈를 성장시키는 조골세포를 활성화시켜 골다골증에 도움을 줍니다. 단, 건자두는 혈당을 높이므로 당뇨 환자라면 주의하세요.
자두 속 소르비톨Sorbitol 성분은 물을 흡습해 변을 무르게 하는 효과가 있어 변비에 좋습니다. 특히 자두를 말려 건자두로 섭취하면 소르비톨 함량이 증가하므로 변비가 심할 때 유용하지요. 건자두와 함께 물 1~2컵 정도를 마신 뒤 기다리면 신호가 올 겁니다.
반대로 과민성대장증후군이 있다면 묽은 변이나 설사를 하게 될 수 있습니다. 1~2개 정도 소량 섭취하여 상태를 살피고 양을 조금씩 늘려가는 것이 좋습니다.

한조寒燥
냉하고 건조한 체질에 '잣'

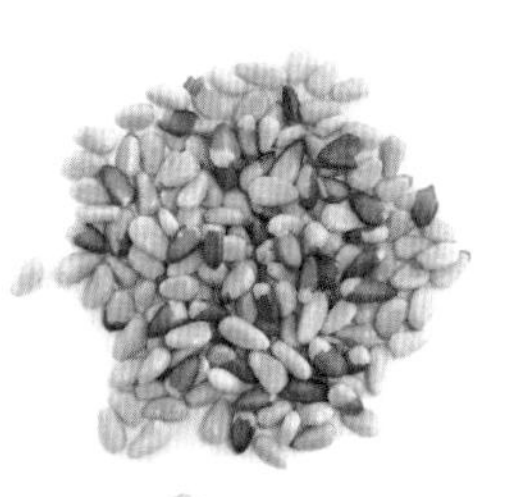

냉하면서 건조한 체질은 소화 흡수 기능이 약해서 평소 식사량이 많지 않고, 먹어도 영양분을 잘 저장하지 못합니다. 단백질 보충제나 콜라겐 제품을 먹어도 큰 효과를 기대하기 어려운 체질이지요. 몸이 냉하므로 기초체온이 낮아 감기도 잘 걸리지만 무엇보다도 내장근육과 팔다리 근육이 모두 약한 편이기 때문에 피부의 탄력이 빨리 떨어지고 노화로 인한 각종 염증, 특히 퇴행성관절염 같은 질환이 빨리 찾아오기 쉽습니다.

따라서 한조한 체질은 노화를 잘 관리하는 것이 곧 만성염증을 예방하고 다스리는 방법이 되는데요. 몸을 따뜻하게 하고 뼈와 근육에 영양을 공급하는 혈액을 자양하는 음식들로 꾸준히 식치하는 것이 좋습니다. 그중 근육의 재료가 되는 단백질과 항염증 작용이 있는 불포화지방산을 응축해서 담고 있는 견과류가 도움이 됩니다. 제가 특히 추천하는 것은 '잣'입니다. 잣의 약재명은 해송자海松子로 한의학에서는 각종 노화 증상에 대한 자약강장 약재로 쓰여왔습니다.

앞서 혈관 염증을 다룬 본문에서 호두로 식치하는 방법(p.294)을 소개했는데요. 호두와 잣은 비슷한 듯하지만 또 다른 약성을 가집니다. 잣에는 비타민E(100g당 9.3mg)가 호두(100g당 0.7mg)보다 약 12배 더 많습니다. 이는 올리브오일의 5배에 해당하는 양입니다. 또한 비타민K(100g당 53.9ug)도 호두(100g당 2.7ug)의 19배, 철분(100g당 5.5mg)도 호두(100g당 2.9mg)의 2배를 함유하고 있어서 혈액을 자양하며 근육과 뼈의 노화를 막고 피부를 젊게 하는 작용을 합니다. 또한 잣에는 혈액 속의 나쁜 콜레스테롤과 염증 물질들을 씻어내는 역할을 하는 피놀레닌산Pinolenic acid이라는 잣만의 고유한 불포화지방산도 함유하고 있지요.

여담으로 잣 채취는 목숨을 걸고 해야 하는 일이라 극한 직업에도 소개된 적이 있습니다. 잣방울은 약 20m 정도 되는 가늘고 긴 잣나무 꼭대기에 열리기 때문에 사람이 장대를 들고 나무를 타고 올라가 채취합니다. 너무 위험한 방법이라 헬리콥터의

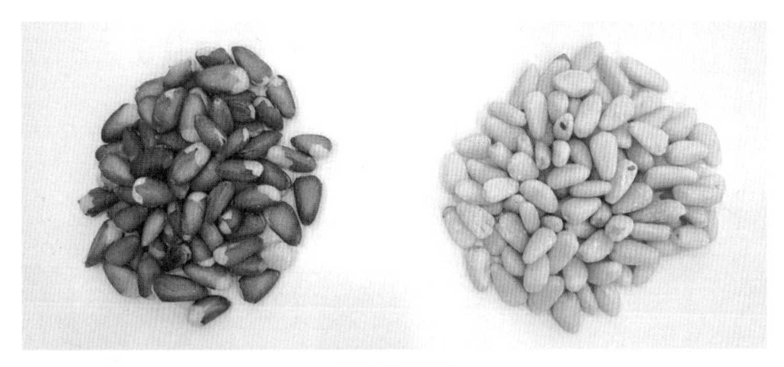

〈황잣과 백잣〉

강한 바람을 이용하거나 나무를 잘 타는 원숭이를 이용해 보기도 했으나 모두 실패했고, 지금도 여전히 사람이 직접 손으로 따고 있다고 합니다. 그래서 사실 잣은 귀하디귀한 열매입니다. 이렇게 채취한 잣송이의 비늘을 열면 딱딱한 갈색 껍질에 쌓인 피잣이 나옵니다.

우리가 시중에서 구입할 수 있는 잣은 황잣과 백잣인데, 노란색을 띠는 얇은 속껍질에 싸인 것을 '황잣'이라 하고, 황잣을 뜨거운 물에 넣고 비벼서 속껍질까지 벗겨낸 뽀얀 잣을 '백잣'이라고 합니다. 보통 식감 때문에 속껍질을 벗긴 백잣을 많이 먹고 잣죽을 끓일 때도 백잣을 넣는 경우가 많습니다. 그러나 식치 효능을 위해서는 백잣보다는 황잣이 더 좋습니다. 황잣의 속껍질은 그 자체로도 항산화성분이 풍부할 뿐 아니라 잣기름이 산패되는 것을 막는 작용을 하기 때문입니다.

식치 레시피 25

잣시금치페스토

잣은 시금치와 함께 먹으면 혈액을 자양하는 식치 효능이 높아집니다. 완성된 페스토는 소독한 유리병에 담아 보관하고 1주일 안에 드세요. 보관 시 윗부분에 올리브유를 살짝 부으면 신선도를 유지할 수 있습니다.

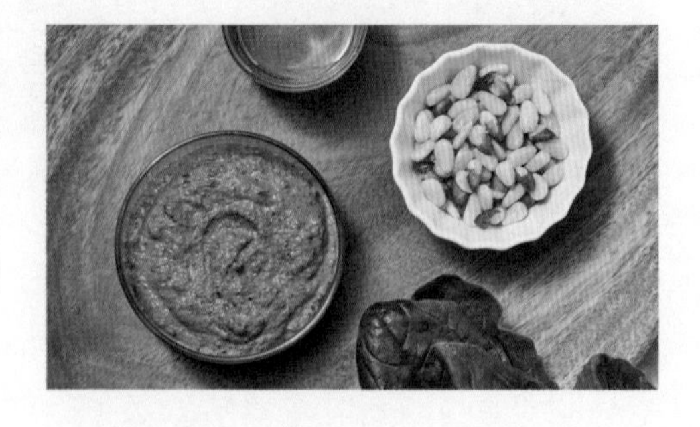

재료

황잣 80g
시금치 80g(1단)
다진 마늘 1~2작은술가락
엑스트라버진올리브유 100g
파마산치즈가루 30g
소금·후추 약간씩

1 황잣은 약불에 살짝 볶는다.
2 시금치는 깨끗하게 씻은 뒤 끓는 물에 살짝 데치고 물기를 뺀다.
3 블렌더에 준비된 재료를 모두 넣고 간다.

주의 사항

블렌더에 재료를 갈 때 짧게 끊어가며 갈아야 열 발생을 최소화하여 잣의 유효성분을 잘 보존할 수 있습니다. 오래 보관한 잣은 피하세요. 잣 내 불포화지방산의 산화가 진행되어 과산화지질이 되어 버리면 염증을 다스리는 것이 아니라 오히려 염증을 일으킬 수 있습니다. 신선한 황잣은 하루 10g 이내로 섭취하는 것이 좋고, 실온에 보관할 경우 2주 이내, 냉장 보관 시 3개월 이내, 냉동 보관 시에는 한 번 먹을 양만큼씩 소분하여 밀폐용기에 담아 9개월 이내에 섭취하는 것이 좋습니다. 단, 보관 기간에 관계없이 쩐 내가 난다면 산패한 것이므로 과감하게 폐기하시길 바랍니다.

한습寒濕
냉하고 습한 체질에 '생강'

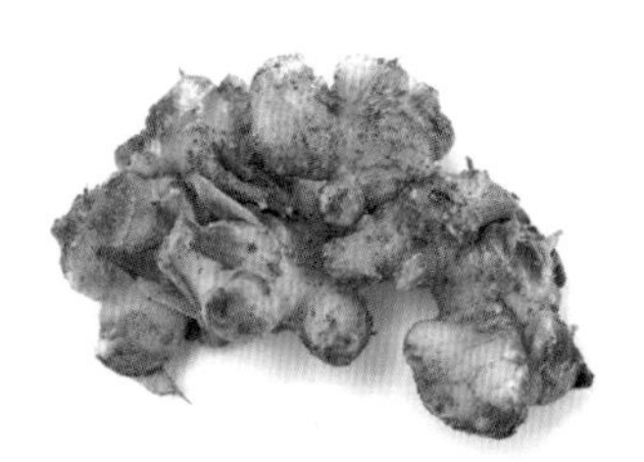

냉하고 습한 체질은 잘 붓고 순환이 원활하지 않아 염증이 잘 생기는데, 그중에서도 하체순환이 약합니다. 하체의 정맥순환과 림프순환이 더뎌서 다리가 쉽게 붓고 노폐물 배출이 느린 편이지요. 노폐물 배출이 느려지면 체내에 독소가 쌓이기 쉬운데요. 특히 정체한 물이 독소로 변해 수독水毒이 쌓입니다. 수독이 쌓이면 부종뿐 아니라, 찬바람만 불면 콧물이 주룩 흐르는 알레르기성 비염부터 장에서는 설사, 위장에서는 소화불량을 일으킵니다. 여성의 경우에는 자궁 내 수독이 정체해 있다가 분비물로 나오는 만성 질염으로 이어지기도 합니다.

이러한 체질은 수분 대사가 잘 안되므로 물을 과도하게 섭취하는 걸 피해야 합니다. 체내에서 물이 순환하지 못하고 정체하면 고인 물이 되기 때문입니다. 고인 물은 썩기 마련이지요. 순환을 돕기 위해 평소에 몸을 부지런히 움직여야 하며, 걷기 같은 유산소운동과 하체 스트레칭을 꾸준히 하는 것이 면역과 염증 관리에 도움이 됩니다. 더불어 기초체온을 높이고 수독 배출에도 힘써야 합니다.

앞 장에서 열이 많고 습한 체질의 경우 습열을 제거하기 위한 식치 음식으로 콩을 추천했는데, 냉하고 습한 체질이 수독을 제거하려면 성질이 따뜻하고 매운맛이 나는 파, 마늘, 후추, 계피 같은 향신료가 좋습니다. 그중에서도 특히 '생강'을 추천합니다. 생강 속의 쇼가올Shogaol 성분이 혈액순환을 활발하게 해서 몸을 따뜻하게 만들어줍니다. 체온이 1도만 떨어져도 면역력에 영향을 끼친다는 사실은 이미 잘 알려져 있지요. 몸이 냉하면 면역세포의 활동성이 떨어지기 때문에 면역력이 오르지 않고 염증도 잘 생깁니다.

생강은 이 기초체온을 높이기 때문에 감기를 쫓는 데도 도움이 됩니다. 감기 기운이 느껴질 때 따뜻한 생강차를 마시면 콧물이 멎고 감기 기운이 사라지기도 하지요. 그뿐만 아니라 만성위염을 다스리는 데도 좋습니다. 위장 안에 쌓인 수독을 제거해 위장 기능을 활성화하기 때문입니다. 그 외 여러 연구에서 생강의 항암효과에 대해 보고했는데, 생강 속의 6-진저롤6-Gingerol 성분이 대장암 세포에 직접 작용하여 항암작용을 하고, 난소암과 유방암 세포가 스스로 자멸하게 하는 '세포자살'을 유도한다고 밝혀진 바 있습니다.

만약 냉증이 심하다면 생강을 팬에 노르스름하게 구워 말린 건강乾薑으로 식치하세요. 생강을 익히면 쇼가올 성분이 증가해서 열을 만들어내는 효과가 30배 정도 증대됩니다. 한습한 체질에 도움이 되는 식치 방법은 다음 레시피를 참고해 주세요.

건강진피차

생강生薑은 땀을 내고 해열시키는 작용을 하며, 건강乾薑은 온열효과가 뛰어납니다.

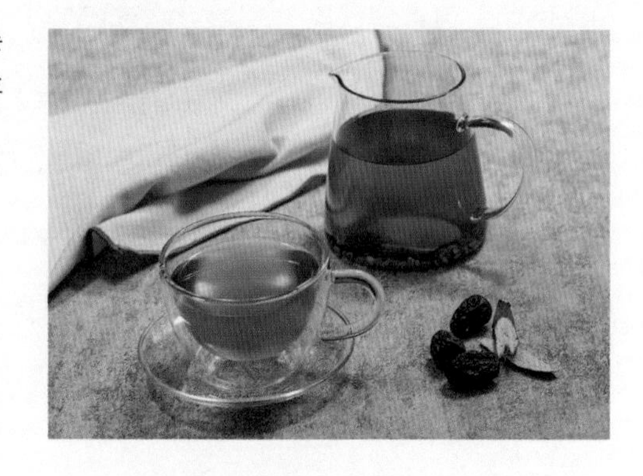

재료

생수 1L

진피(말린 귤껍질) 40g

건강(껍질을 벗기고 쪄서 말린 생강) 또는 구운 생강 20g

건대추 6알

1 무농약 진피를 세척한다.
2 건강이나 구운 생강을 준비한다.
3 건대추는 반으로 잘라 씨를 버린다.
4 진피, 건강, 건대추를 물에 넣고 끓인 다음 끓기 시작하면 물 양이 반이 될 때까지 약불에서 달인다.

주의 사항

건강을 직접 만든다면 생강을 100도 이하 오븐 또는 팬에서 표면이 노르스름하게 바삭해질 때까지 약 1시간 동안 구워주세요. 이후 상하지 않게 주의하면서 약 1주일간 말리면 쇼가올 성분을 최대치로 끌어올릴 수 있습니다. 또 생강은 귤껍질과 함께 먹으면 수독 배출에 시너지 효과를 내는데, 귤껍질은 진피라는 약재를 검색해 구입할 수 있습니다.

참고문헌

- https://www.vocabulary.com/dictionary/inflammation
- https://terms.naver.com/entry.naver?docId=3494599&cid=60408&categoryId=58529
- Chen L, Deng H, Cui H, Fang J, Zuo Z, Deng J, Li Y, Wang X, Zhao L. Inflammatory responses and inflammation-diseases in organs. Oncotarget. 2017 Dec 14;9(6):7204-7218.
- Fajgenbaum DC, June CH. Cytokine Storm. N Engl J Med. 2020 Dec 3;383(23):2255-2273.
- Ragab D, Salah Eldin H, Taeimah M, Khattab R, Salem R. The COVID-19 Cytokine Storm; What We Know So Far. Front Immunol. 2020 Jun 16;11:1446.
- https://microbiome.chunlab.com/
- Louis P, Flint HJ. Formation of propionate and butyrate by the human colonic microbiota. Environ Microbiol. 2017 Jan;19(1):29-41.
- Zheng D, Liwinski T, Elinav E. Interaction between microbiota and immunity in health and disease. Cell Res. 2020 Jun;30(6):492-506.
- Major G, Pritchard S, Murray K, Alappadan JP, Hoad CL, Marciani L, Gowland P, Spiller R. Colon Hypersensitivity to Distension, Rather Than Excessive Gas Production, Produces Carbohydrate-Related Symptoms in Individuals With Irritable Bowel Syndrome. Gastroenterology. 2017 Jan;152(1):124-133.

- https://www.monashfodmap.com
- Staudacher HM, Lomer MC, Anderson JL, Barrett JS, Muir JG, Irving PM, Whelan K. Fermentable carbohydrate restriction reduces luminal bifidobacteria and gastrointestinal symptoms in patients with irritable bowel syndrome. J Nutr. 2012 Aug;142(8):1510-8.
- https://namu.wiki/w/%EC%84%AC%EC%9C%A0%EC%A7%88
- Swann OG, Kilpatrick M, Breslin M, Oddy WH. Dietary fiber and its associations with depression and inflammation. Nutr Rev. 2020 May 1;78(5):394-411.
- http://www.samsunghospital.com/home/healthInfo/content/contenView.do?CONT_SRC_ID=28562&CONT_SRC=HOMEPAGE&CONT_ID=4286&CONT_CLS_CD=001021003001
- https://en.wikipedia.org/wiki/Microbiota-accessible_carbohydrates
- Archana Chaudhari, Mitesh Kumar Dwivedi. Chapter 1-The concept of probiotics, prebiotics, postbiotics, synbiotics, nutribiotics, and pharmabiotics, Editor(s): Mitesh Kumar Dwivedi, N. Amaresan, A. Sankaranarayanan, E. Helen Kemp,Probiotics in the Prevention and Management of Human Diseases, Academic Press, 2022, Pages 1-11
- 이덕철, 중추신경의 면역 및 염증조절. Korean J Fam Med. Vol. 31, No. 4 Suppl 2010
- Kim KN, Yao Y, Ju SY. Heart rate variability and inflammatory bowel disease in humans: A systematic review and meta-analysis. Medicine (Baltimore). 2020 Nov 25;99(48)
- https://terms.naver.com/entry.naver?docId=938637&cid=51006&categoryId=51006
- https://terms.naver.com/entry.naver?docId=2842491&cid=56740&categoryId=56740
- Bonaz B, Sinniger V, Pellissier S. The Vagus Nerve in the Neuro-Immune Axis: Implications in the Pathology of the Gastrointestinal Tract. Front Immunol. 2017 Nov 2;8:1452.
- 정희정, 박기종. 신경질환에서 심박변이의 임상적용. J Korean Neurol Assoc 2017; 35(1): 1-7.
- https://namu.wiki/w/%EC%9E%90%EC%9C%A8%EC%8B%A0%EA%B2%BD%EA%B3%84
- https://terms.naver.com/entry.naver?docId=927177&cid=51007&categoryId=51007

- https://www.amc.seoul.kr/asan/healthinfo/body/bodyDetail.do?bodyId=79
- https://www.amc.seoul.kr/asan/healthinfo/body/bodyDetail.do?bodyId=80
- Zhang D, Shen X, Qi X. Resting heart rate and all-cause and cardiovascular mortality in the general population: a meta-analysis. CMAJ. 2016 Feb 16;188(3):
- Lee, D.H., Park, S., Lim, S.M. et al. Resting heart rate as a prognostic factor for mortality in patients with breast cancer. Breast Cancer Res Treat 159, 375-384 (2016).
- https://www.yogajournal.com/practice/beginners/how-to/buzz-away-the-buzzing-mind/
- https://www.youtube.com/watch?v=hysx_CP99pc
- Luigi Fontana, J. Christopher Eagon, Maria E. Trujillo, Philipp E. Scherer, Samuel Klein; Visceral Fat Adipokine Secretion Is Associated With Systemic Inflammation in Obese Humans. Diabetes 1 April 2007; 56 (4): 1010-1013.
- https://www.amc.seoul.kr/asan/mobile/healthstory/medicalcolumn/medicalColumnDetail.do?medicalColumnId=33912
- 한국인 다소비 탄수화물 식품의 혈당지수와 혈당부하지수. 농촌진흥청. 경희대
- SuJin Song, Hanui Choi, Saya Lee, Jeong-min Park, Bo Ra Kim, Hee-Young Paik, YoonJu Song. Establishing a Table of Glycemic Index Values for Common Korean Foods and an Evaluation of the Dietary Glycemic Index among the Korean Adult Population.Korean Journal of Nutrition 2012; 45(1): 80-93.
- https://namu.wiki/w/%EC%B4%88%EB%B0%A5
- https://m.health.chosun.com/svc/news_view.html?contid=2022051001842
- Pedersen BK, Akerström TC, Nielsen AR, Fischer CP. Role of myokines in exercise and metabolism. J Appl Physiol (1985). 2007 Sep;103(3):1093-8.
- Severinsen MCK, Pedersen BK. Muscle-Organ Crosstalk: The Emerging Roles of Myokines. Endocr Rev. 2020 Aug 1;41(4):594-609. doi: 10.1210/endrev/bnaa016. Erratum in: Endocr Rev. 2021 Jan 28;42(1):97-99.
- Nedeltcheva AV, Kilkus JM, Imperial J, Schoeller DA, Penev PD. Insufficient sleep undermines dietary efforts to reduce adiposity. Ann Intern Med. 2010 Oct 5;153(7):435-41.
- Benatti, F., Pedersen, B. Exercise as an anti-inflammatory therapy for rheumatic diseases-myokine regulation. Nat Rev Rheumatol 11, 86-97 (2015).
- Aeberli I, Gerber PA, Hochuli M, Kohler S, Haile SR, Gouni-Berthold I, Berthold HK, Spinas GA, Berneis K. Low to moderate sugar-sweetened beverage

consumption impairs glucose and lipid metabolism and promotes inflammation in healthy young men: a randomized controlled trial. Am J Clin Nutr. 2011 Aug;94(2):479-85.

- Bruun JM, Maersk M, Belza A, Astrup A, Richelsen B. Consumption of sucrose-sweetened soft drinks increases plasma levels of uric acid in overweight and obese subjects: a 6-month randomised controlled trial. Eur J Clin Nutr. 2015 Aug;69(8):949-53.
- Guideline. Sugars intake for adults and children. WHO. 2015
- https://www.mfds.go.kr/webzine/201508/01.jsp
- 김양희, 김성보, 김수진, 박승원. 저칼로리 저감미도 대체감미료 시장 및 동향. CJ제일제당 소재연구소. 식품과학과 산업 9월호. 2016: 17-28
- Uribarri J, Woodruff S, Goodman S, Cai W, Chen X, Pyzik R, Yong A, Striker GE, Vlassara H. Advanced glycation end products in foods and a practical guide to their reduction in the diet. J Am Diet Assoc. 2010 Jun;110(6):911-16
- Chen Z, Zhong C. Decoding Alzheimer's disease from perturbed cerebral glucose metabolism: implications for diagnostic and therapeutic strategies. Prog Neurobiol. 2013 Sep;108:21-43.
- Irwin MR, Olmstead R, Carroll JE. Sleep Disturbance, Sleep Duration, and Inflammation: A Systematic Review and Meta-Analysis of Cohort Studies and Experimental Sleep Deprivation. Biol Psychiatry. 2016 Jul 1;80(1):40-52.
- https://health.chosun.com/site/data/html_dir/2022/03/21/2022032101048.html
- Lee YM, Yoon Y, Yoon H, Park HM, Song S, Yeum KJ. Dietary Anthocyanins against Obesity and Inflammation. Nutrients. 2017 Oct 1;9(10):1089.
- Giacobbe J, Benoiton B, Zunszain P, Pariante CM, Borsini A. The Anti-Inflammatory Role of Omega-3 Polyunsaturated Fatty Acids Metabolites in Pre-Clinical Models of Psychiatric, Neurodegenerative, and Neurological Disorders. Front Psychiatry. 2020 Feb 28;11:122.
- Ruhee RT, Roberts LA, Ma S, Suzuki K. Organosulfur Compounds: A Review of Their Anti-inflammatory Effects in Human Health. Front Nutr. 2020 Jun 2;7:64.
- Bucheli P, Vidal K, Shen L, Gu Z, Zhang C, Miller LE, Wang J. Goji berry effects on macular characteristics and plasma antioxidant levels. Optom Vis Sci. 2011 Feb;88(2):257-62.
- Tang WM, Chan E, Kwok CY, Lee YK, Wu JH, Wan CW, Chan RY, Yu PH, Chan SW. A review of the anticancer and immunomodulatory effects of Lycium

barbarum fruit. Inflammopharmacology. 2012 Dec;20(6):307-14.

- 김소영, 이예진, 박동식, 김행란, 조용식(2015). 증숙 및 발효에 따른 도라지의 품질 특성 비교.한국식품저장유통학회지, 22(6), 851-858.
- Saande CJ, Pritchard SK, Worrall DM, Snavely SE, Nass CA, Neuman JC, Luchtel RA, Dobiszewski S, Miller JW, Vailati-Riboni M, Loor JJ, Schalinske KL. Dietary Egg Protein Prevents Hyperhomocysteinemia via Upregulation of Hepatic Betaine-Homocysteine S-Methyltransferase Activity in Folate-Restricted Rats. J Nutr. 2019 Aug 1;149(8):1369-1376.
- GYORGY NEMECZ and JOHN H. MENNEAR.Phospholipid Degradation Is Induced by Heat in a-Tocopherol-Enriched Eggs. Poultry Science 1995 74:1520-1526.
- Evenepoel P, Geypens B, Luypaerts A, Hiele M, Ghoos Y, Rutgeerts P. Digestibility of cooked and raw egg protein in humans as assessed by stable isotope techniques. J Nutr. 1998 Oct;128(10):1716-22.
- 비알코올 지방간질환 진료 가이드라인. 대한간학회. 2013
- Mondal A, Bose D, Saha P, Sarkar S, Seth R, Kimono D, Albadrani M, Nagarkatti M, Nagarkatti P, Chatterjee S. Lipocalin 2 induces neuroinflammation and blood-brain barrier dysfunction through liver-brain axis in murine model of nonalcoholic steatohepatitis. J Neuroinflammation. 2020 Jul 4;17(1):201
- Kim DG, Krenz A, Toussaint LE, Maurer KJ, Robinson SA, Yan A, Torres L, Bynoe MS. Non-alcoholic fatty liver disease induces signs of Alzheimer's disease (AD) in wild-type mice and accelerates pathological signs of AD in an AD model. J Neuroinflammation. 2016 Jan 5;13:1.
- Jonscher KR, Stewart MS, Alfonso-Garcia A, DeFelice BC, Wang XX, Luo Y, Levi M, Heerwagen MJ, Janssen RC, de la Houssaye BA, Wiitala E, Florey G, Jonscher RL, Potma EO, Fiehn O, Friedman JE. Early PQQ supplementation has persistent long-term protective effects on developmental programming of hepatic lipotoxicity and inflammation in obese mice. FASEB J. 2017 Apr;31(4):1434-1448.
- Sun Y, Tan YJ, Lu ZZ, Li BB, Sun CH, Li T, Zhao LL, Liu Z, Zhang GM, Yao JC, Li J. Arctigenin Inhibits Liver Cancer Tumorigenesis by Inhibiting Gankyrin Expression via C/EBPα and PPARα. Front Pharmacol. 2018 Mar 27;9:268.
- CHENEY G, WAXLER SH, MILLER IJ. Vitamin U therapy of peptic ulcer; experience at San Quentin Prison. Calif Med. 1956 Jan;84(1):39-42.
- 홍예지, 김성윤, 한재갑, 임양이, 박건영. 양배추즙 및 양배추 혼합즙의 인체위암세

포(AGS) 성장 억제효과와 HCl-Ethanol로 유발된 흰쥐의 항위염 효과. 한국식품영양과학회지 v.42 no.5 . 2013년. pp.682-689

- Biernatkaluza E, Schlesinger NSAT0318 Lemon Juice Reduces Serum Uric Acid Level Via Alkalization of Urine in Gouty and Hyperuremic Patients-A Pilot StudyAnnals of the Rheumatic Diseases 2015;74:774.
- Hongjing Wang, Liping Cheng, Dingbo Lin, Zhaocheng Ma, Xiuxin Deng. Lemon fruits lower the blood uric acid levels in humans and mice. Scientia Horticulturae, 2017; Volume 220: 4-10.
- 김지명, 신말식. 숙성에 따른 토종 복분자 딸기의 특성. 한국식품과학회지. 2011; Vol. 43, No. 3, : 341~347.
- Rowles JL 3rd, Ranard KM, Smith JW, An R, Erdman JW Jr. Increased dietary and circulating lycopene are associated with reduced prostate cancer risk: a systematic review and meta-analysis. Prostate Cancer Prostatic Dis. 2017 Dec;20(4):361-377.
- https://kokumura.medium.com/surprising-benefits-of-cooking-tomatoes-the-lycopene-secret-86f671ea2240
- G. Pataro, D. Carullo, Md A. Bakar Siddique, M. Falcone, F. Donsì, G. Ferrari. Improved extractability of carotenoids from tomato peels as side benefits of PEF treatment of tomato fruit for more energy-efficient steam-assisted peeling. Journal of Food Engineering.2018; Vol 232: 65-73.
- Cornell University. "Cooking Tomatoes Boosts Disease-Fighting Power." ScienceDaily. ScienceDaily, 23 April 2002.
- 김혜연. 발효식초처리에 따른 곤약글루코만난겔의 트리메틸아민 감소 효과. 차의과학대학교 대학원, 2017
- Anderson JJ, Kruszka B, Delaney JA, He K, Burke GL, Alonso A, Bild DE, Budoff M, Michos ED. Calcium Intake From Diet and Supplements and the Risk of Coronary Artery Calcification and its Progression Among Older Adults: 10-Year Follow-up of the Multi-Ethnic Study of Atherosclerosis (MESA). J Am Heart Assoc. 2016 Oct 11;5(10)
- Shing CM, Chong S, Driller MW, Fell JW. Acute protease supplementation effects on muscle damage and recovery across consecutive days of cycle racing. Eur J Sport Sci. 2016;16(2):206-12.
- Haruyo IWASAWA, Masatoshi YAMAZAKI. Differences in Biological Response Modifier-like Activities According to the Strain and Maturity of Bananas. Food

Science and Technology Research. 2009; Vol 15, Issue 3; 275-282,
- https://www.sedaily.com/NewsView/1K831TYAHE
- http://www.newsmp.com/news/articleView.html?idxno=68867
- https://namu.wiki/w/%EB%B9%84%ED%83%80%EB%AF%BCB12
- Guasch-Ferré M, Liu X, Malik VS, Sun Q, Willett WC, Manson JE, Rexrode KM, Li Y, Hu FB, Bhupathiraju SN. Nut Consumption and Risk of Cardiovascular Disease. J Am Coll Cardiol. 2017 Nov 14;70(20):2519-2532.
- Kayin Xie, Elizabeth A. Miles, Philip C. Calder. A review of the potential health benefits of pine nut oil and its characteristic fatty acid pinolenic acid. Journal of Functional Foods. 2016; Vol 23: 464-473.
- 강경창, 오보영 and 최은옥. 국내산 백잣과 황잣의 저장 중 지방질 산화안정성. 동아시아식생활학회 학술발표대회논문집. 2014: 185-185.
- 김신정, 김소희, 임양이, 김용규 & 박건영. 생강과 법제생강의 DSS(Dextran Sulfate Sodium)로 유도된 마우스의 대장염 억제 효과. 한국식품영양과학회지. 2014: 43(4): 477-484.
- 강병수 저. 한약임상배합응용. 서울. 영림사. 2004.
- 김규열 외 저. 식료본초학. 서울. 의성당. 2012.
- 김호철 저. 한방식이요법학. 서울. 경희대학교출판국. 2010.
- 니시노오요쿠 저. 암억제식품사전. 서울. 전나무숲. 2009.
- 도쿄지케이카이의과대학 부속병원 영양부 저. 김경은 옮김. 그 조리법, 영양소의 90%를 버리고 있어요. 비타북스. 2018.
- 민경희 저. 자연요법 원리와 영양치료 처방집. 서울. 언두출판사. 2004.
- 송재현 저. 음식보감. 서울. 여문각. 2011.
- 신길구 저. 신씨본초학. 서울. 수문사. 1988.
- 안덕균, 김호철 공저. 한약포제학. 서울. 일중사. 1977.
- 육창수 저. 한약의 약리 성분 임상응용. 서울. 계축문화사. 1982.
- 전국한의과대학 예방의학교실 편저. 양생학. 서울. 계축문화사. 2012
- 전국한의과대학 본초학교수 공저. 본초학. 영림사. 1991.
- 전순의 저. 농촌진흥청 국역. 고농서국역총서. 식료찬요. 2004.
- 정세연 저. 음식을 약으로 바꾸는 식치의 기적. 라의눈. 2016.
- 허준 저. 동의보감. 서울. 남산당. 1994.

염증해방

초판 1쇄 인쇄 2022년 11월 2일
초판 11쇄 발행 2024년 9월 5일

지은이 정세연
펴낸이 김선식

부사장 김은영
콘텐츠사업본부장 박현미
기획편집 김민정 **책임마케터** 최혜령
콘텐츠사업7팀장 김단비 **콘텐츠사업7팀** 이한결, 남슬기
마케팅본부장 권장규 **마케팅1팀** 최혜령, 오서영, 문서희 **채널1팀** 박태준
미디어홍보본부장 정명찬 **브랜드관리팀** 오수미, 김은지, 이소영, 서가을
뉴미디어팀 김민정, 이지은, 홍수경, 변승주
지식교양팀 이수인, 염아라, 석찬미, 김혜원, 백지은, 박장미, 박주현
편집관리팀 조세현, 김호주, 백설희 **저작권팀** 이슬, 윤제희
재무관리팀 하미선, 윤이경, 김재경, 임혜정, 이슬기
인사총무팀 강미숙, 지석배, 김혜진, 황종원
제작관리팀 이소현, 김소영, 김진경, 최완규, 이지우, 박예찬
물류관리팀 김형기, 김선민, 주정훈, 김선진, 한유현, 전태연, 양문현, 이민운
외부스태프 **디자인** 스튜디오포비 **일러스트** 오정경 **요리 및 스타일링** 노애리 **사진** 이길우

펴낸곳 다산북스 **출판등록** 2005년 12월 23일 제313-2005-00277호
주소 경기도 파주시 회동길 490
전화 02-704-1724 **팩스** 02-703-2219
이메일 dasanbooks@dasanbooks.com
홈페이지 dasan.group **블로그** blog.naver.com/dasan_books
종이 한솔PNS **인쇄** 민언프린텍 **코팅·후가공** 평창피엔지 **제본** 국일문화사

ISBN 979-11-306-9480-1 (03510)

• 파본은 구입하신 서점에서 교환해드립니다.
• 이 책은 저작권법에 의하여 보호를 받는 저작물이므로 무단 전재와 복제를 금합니다.

다산북스(DASANBOOKS)는 독자 여러분의 책에 관한 아이디어와 원고 투고를 기쁜 마음으로 기다리고 있습니다.
책 출간을 원하는 아이디어가 있으신 분은 다산북스 홈페이지 '원고투고'란으로 간단한 개요와 취지, 연락처 등을 보내주세요.
머뭇거리지 말고 문을 두드리세요.